கீரையம்மா கீரை

விண்மீன்

Title:
Keeraiyamma Keerai
Vinmeen

ISBN: 978-93-92474-60-6
Title Code : Sathyaa - 081

நூல் தலைப்பு
கீரையம்மா கீரை

நூல் ஆசிரியர்
விண்மீன்

முதற்பதிப்பு
ஆகஸ்ட் 2024

விலை : ₹ 60

பக்கம் : 54

Printed in India
Published by
Sathyaa Enterprises
No.137, First Floor,
Choolaimedu,
Chennai - 600 094.
044 - 4507 4203

Email
sathyaabooks@gmail.com

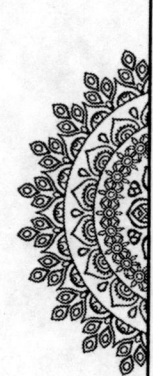
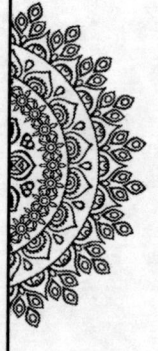

உள்ளே...

1.	காசினிக் கீரை	5
2.	முளைக்கீரை	6
3.	சிறுகீரை	7
4.	பருப்பு கீரை	8
5.	அகத்திக் கீரை	9
6.	துளசி இலை	10
7.	முருங்கைக் கீரை	11
8.	பசலைக் கீரை	12
9.	மூக்கிரட்டை	14
10.	அரைக் கீரை	15
11.	தூதுவளை	16
12.	கரிசலாங்கண்ணி	17
13.	பொன்னாங்கண்ணி கீரை	19
14.	காரட் கீரை	21
15.	கறிவேப்பிலை	22
16.	கொத்துமல்லி இலை	23
17.	புளையாரைக் கீரை	25
18.	பண்ணைக் கீரை	26
19.	பீட்ரூட் கீரை	27

20.	சேப்பங்கீரை	29
21.	முட்டைக்கோசுக் கீரை	30
22.	முக்குளிக் கீரை	32
23.	கருணைத் தண்டின் கீரை	32
24.	பிண்ணாக்கு கீரை	32
25.	துயிலிக் கீரை	32
26.	கொடி வசலைக்கீரை	32
27.	மணலிக்கீரை	32
28.	சுக்கான் கீரை	35
29.	முடக்கத்தான் கீரை	36
30.	முள்ளாங்கிக் கீரை	37
31.	துத்திக்கீரை	38
32.	பாலக்கீரை	39
33.	பொடுதலைக்கீரை	40
34.	புளிச்சக்கீரை	41
35.	வல்லாரைக் கீரை	42
36.	புதினாக் கீரை	43
37.	கோவைக்கீரை	44
38.	நச்சுக் கொட்டை கீரை	45
39.	குப்பைமேனிக்கீரை	46
40.	நாயுருவிக் கீரை	48
41.	சக்கரவர்த்திக் கீரை	49
42.	கீழா நெல்லிக்கீரை	50
43.	ஆடாதொடை	51
44.	திருநீற்றுப் பச்சை இலை	53
45.	அம்மான் பச்சரிசி இலை	54

காசினிக் கீரை

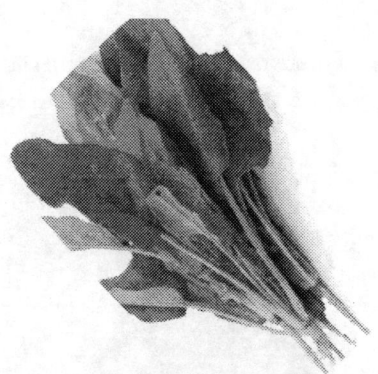

தோட்டத்தின் வேலி பக்கத்தில் சிறு செடிகள் இருந்தது. அதன் இலைகள் முள்ளங்கி இலைப் போல இருந்தது. குமுதினியின் கண்கள் அந்த இலைகளைப் பார்ப்பதை, பார்த்த தோட்டக்காரர், "பாப்பா இந்த கீர பேரு காசினி கீர. இது எல்லா மண்ணுலயும் வளரும், வீட்டுல கூட வளர்க்கலாம். மருந்துக்குகூட இந்த கீரய எடுப்பாங்க."

தோட்டக்காரர் கூறியதும், "அது சரி இது உஷ்ண கீரன்னு சொல்லு வாங்களே" தட்டான் கீரையை பற்றி புரியாமல் கேட்டது.

கீரைய பத்தி முழுசுமா தெரியாத முட்டாளுக சொல்லுறது அது. காசினி நம்ம தேக உஷ்ணத்த சமமாக வைக்கும். அதுமட்டுமில்ல காசினியில பல வகை இருக்கு.

கொம்புக் காசினி, சீம காசினி, இது போக சிக்கரி வகையான வேர் காசினி, சாலட் காசினின்னு வகை இருக்கு. நீண்ட விவரம் தந்தார் தோட்டக்காரர்.

"ஐயோ...டா. சிக்கரி காசினின்னு சொல்றீங்க அப்படீன்னா....." தட்டான் இழுத்தது.

சொல்றேன் கேளுங்க சிக்கரின்னா மூலிகைன்னு அர்த்தம் இருக்கு. இதல துத்தநாகம், மாங்கனீசு, கால்சியம், இரும்பு, ஃபோலிக்

அமிலம், வைட்டமின்கள் அதிகம் இருக்கு. அதனால் இது மூலிகையா பயன்படுது. யுனானி மருத்துவம் இந்த கீரைய அதிகம் பயன்படுத்துறாங்க.

தோட்டக்காரரின் விளக்கம் அறிந்த தட்டான், "அம்மாடி....! அறிவுக்கும் உருவத்துக்கும் சம்மந்தமே இல்ல" முனுமுனுத்தது.

முளைக்கீரை

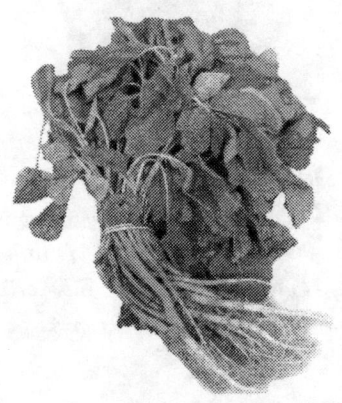

"ஐயா! இது செடி மாதிரி இருக்கு. இதுவும் கீரையா?" குமுதினி சற்று உயரமான செடியை தொட்டுப் பார்த்தாள்.

ஆமாம் பாப்பா. இதுக்கு தண்டு கீரன்னு பேரு. கீர சிறிசா இருக்கும் போது பறிச்சா முளைக்கீரை, நல்லா வளந்த பிறகு தண்டு கீரன்னு பேரு. தோட்டக்காரர் பேசி முடிப்பதற்குள்,

'டு ன் ஒன் அப்படித் தானே ஐயா' தட்டான் கிண்டல் செய்தது.

தோட்டக்காரர், "அதில்லாம் எனக்கு தெரியாது. நீங்க எது சொன்னாலும் புரியாது. நா சொல்லுறது கேட்டுகிட்டு போங்க.

முளைகீரை சாப்பிட்டா நோய் அலறி அடிச்சிக்கிட்டு ஓடும். இரும்புசத்து, தாமிரசத்து, மணிச்சத்தும் இதுல அதிகம் இருக்கும். தேகம் ஆரோக்கியமா இருக்கும். அதுமட்டுல்ல தட்டான் மூளை

மாதிரி. மூளை வலுவாகும், ரத்தமும் சுத்தமாகும்' என்றபடி தோட்டக்காரர் வேலியின் பக்கம் திரும்பினார்.

சிறுகீரை

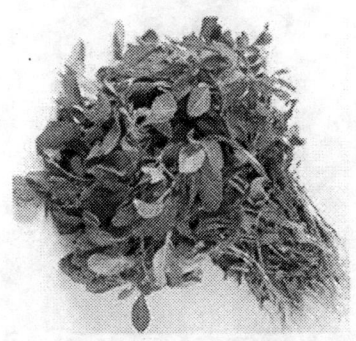

"குமுதினி பாப்பா நான் ஒரு பழமொழி சொல்லுவேன், அதுக்கு அர்த்தம் சொல்லு பாக்கலாம்"

தோட்டக்காரர் சொன்ன பழமொழி இதுதான். 'கீரை இல்லாச் சோறும் கிழவன் இல்லா பட்டணமும் பாழ்'

'தினமும் ஒரு கீரை உணவில் இருப்பதும், அனுபவம் வாய்ந்த பெரியவர்கள் நம்முடன் இருப்பதும் நம் வாழ்க்கைக்கு நல்லது' தட்டானின் விளக்கம் குமுதினி, தோட்டக்காரர் இருவரையும் ஆச்சரியப்பட வைத்தது.

சிறுகீரை சிறுநீரக உறுப்புகளை பலப்படுத்த வல்லது. மேலும் நம் நினைவாற்றலை அதிகப்படுத்தும், கண்ணுக்கும் நல்லது. மேலும் மேலும் தட்டானின் விளக்கம் சூப்பர் என சொல்ல வைத்தது.

இருங்க, இருங்க இதையும் சொல்லிடறேன்.

சிறு கீரையில வைட்டமின் A,B,C இரும்புச் சத்து, பொட்டாசியம், மக்னீசியம், கால்சியம் மாங்கனீசு போன்ற தாதுக்கள் அதிகம் இருக்கு. அதனால் இந்த சிறுகீர சிறப்பு கீர சரியா.!

இப்ப சொல்லுங்க எனக்கு 'சபாஷ்' தட்டான் பெருமை அடடா!

பருப்பு கீரை

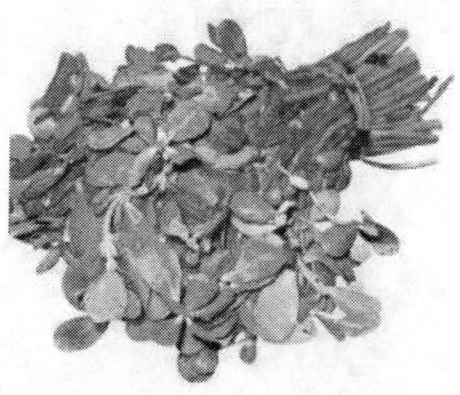

தட்டான் அமைதியாக கீரையைத் தேட குமுதினி தட்டானைப் பின்தொடர்ந்தாள். நீரோட்டம் அதிகமுள்ள தோட்டம் அது. இரு வரும் உள்ளே நுழைய தோட்டக்காரர் குமுதினியை வரவேற்றார்.

"என்ன குமுதினி பாப்பா, தோட்டம் பாக்க வந்திருக்கு, கீர ஏதாவது வேணுமா பாப்பா" என தோட்டக்காரர் கேட்டார்.

"ஆமா ஐயா, எனக்கு இங்க இருக்கிற கீரைகள பத்தி சொல்லுங்க, எனக்கு இத பத்தி தெரிஞ்சிக்கனும்." குமுதினி மரியாதை கலந்த அன்போடு கேட்டாள்.

ஓ....அப்படியா.! இது பேரு பருப்பு கீர. இதுல எல்லா கீரைய விட நீர்ச்சத்து அதிகம் பாப்பா. உடம்புல உள்ள இரத்தத்த சுத்தப் படுத்தும். இரத்தம் சுத்தமானா நோய் வராதுன்னே. வெயில் காலத்தில் நோக்கி அதிக நீர்ச்சத்து தேவப்படும். இந்த பருப்பு கீர சாப்பிடறது நல்லது. தோட்டக்காரர், கீரை கட்டு ஒன்றை எடுத்து தர, குமுதினி பெற்றுக் கொண்டால், 'அந்த பாத்தியில இருக்கிறது என்ன கீர.' குமுதினி எதிர் பாத்தியைக் காட்ட தட்டான், குமுதினி, தோட்டக்காரருடன் அங்கே சென்றனர்.

அகத்திக் கீரை

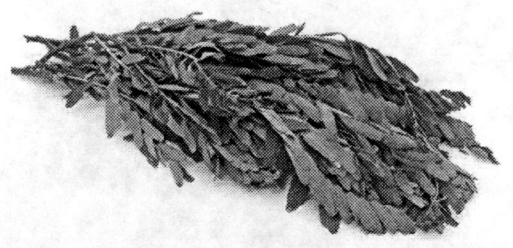

அகத்தின் அழகு முகத்தில் தெரியும்
கீரை உண்டால் சோம்பல் இல்லை
உணவே மருந்து உடலுக்கு விருந்து
நொறுங்கத் தின்றால் நூறுவயது

பழமொழி படிக்கும் சத்தம் கேட்ட குமுதினி, என்ன வைதான் ஒரே பழமொழி பாடலா இருக்கு. உனக்கும் நாளைக்கு டெஸ்டா? என்று கேட்க... "எப்பவாவது எங்க பாட்டி சொன்ன பழமொழியை சொல்லி பாப்பேனாக்கும். அது சரி உங்கையில என்ன? மூடி மூடி வெச்சிருக்கே." வைதானின் கண்கள் குமுதினியின் விரலை இடுக்கியது.

"ஆ.....! இரு இரு, இத பாரு" ஓ... இது அகத்திக்கீரை. அகத்தின் நோயை சுத்தமாக்குவதால் இதற்கு அகத்திக்கீரைன்னு பேரு."

வைதானின் தாத்தா அப்போதெல்லாம் கூறுவார் வெற்றிலை, மிளகாய், கீரை வகைகள் பயிரிடும்போது ஊடுபயிராக அகத்திக் கீரையை வளர்ப்பார்கள்.

இந்த தோட்டத்தில் நிறைய பூச்சிகள் வரும் அதைச் சாப்பிட நாங்கள் அங்கே இருப்போம். தின்று கொழுத்திருப்போம் என்ற பசுமை நினைவு வைதானின் இளமை காலத்தை நினைவில் ஆழ்த்தியது.

குடல் நோய், வயிற்று வலியைப் போக்கும். அதனுடன் இதன் இலை, பூ, காய், மருந்தாக பயன்படுகிறது.

குமுதினி சொன்னதை ஆமோதித்த வைதான் அமைதி காத்தது.

துளசி இலை

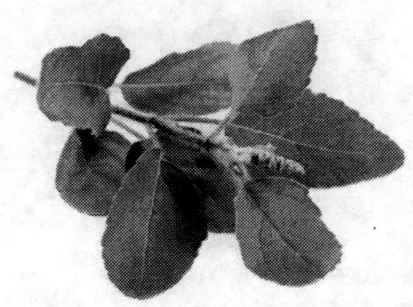

குமுதினி வீட்டு முற்றத்தில் உள்ள செடி. இதன் வாசம் அவளுக்கு பிடிக்கும். பெருமாள் கோவிலில் தரும்போது சுவைத்து சாப்பிடும் பழக்கம் குமுதினிக்கு உண்டு.

அதுமட்டும் இல்லை, குமுதினிக்கு எப்போதெல்லாம் சளி, சுரம் வருகிறதோ அப்போதெல்லாம் அவள் அம்மா துளசி கசாயம் காய்ச்சி தருவார்.

நோய் எதிர்ப்பு சக்தி கொண்ட துளசி பற்றி அவளுக்கு நன்றாக தெரிந்திருந்தது. இரண்டு வகை துளசி - ராம துளசி, கிருச்சன துளசி இருப்பதும் அவளுக்கு தெரியும்.

என்னாச்சு குமுதினி அமைதியா துளசிய பாக்குற. இந்த இல பத்தி சொல்லவா? வைதான் கேள்வியில் ஈடுபாடு காட்டாத குமுதினி, வைதான் எனக்கு ஒரு டவுட், அதற்கு பதில் சொல்லேன்.

குமுதினி தன் கைகளில் இருந்த எல்லா இலை, கீரைகளைப் பார்த்தவாறே "வைதான் இலைன்னா என்ன, கீரைன்னா என்ன பதில் சொல்லு".

குமுதினி பசுமை இலையின் வடிவங்களைப் பார்த்தாள்.

"கீரைன்னா நாம சமைச்சு சாப்பிடறது. இலைன்னா மருந்தாகவும், விலங்குகளுக்கு உணவாக இருப்பது. அவ்வளோ தான். வைதானின் எளிமையான விளக்கம் அருமை" என்று பாராட்டினாள் குமுதினி.

முருங்கைக் கீரை

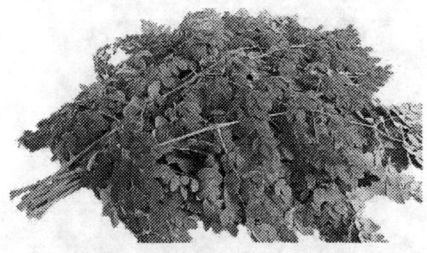

குமுதினி அந்த மரத்தை பார்த்தவுடன் பாட ஆரம்பித்தாள்.

'முருங்கை முருங்கை முருங்கை
நட்டவன் நட்டவன் தானே
வெறுங் கையோடு போவானே
போ...வா...னே.....'

அட உனக்கு பாட கூட வருதே குமுதினி. வைதான் சிரிக்க... "வைதான் இந்த மரத்தோட கீரை மட்டுமில்ல, இதோட எல்லா பாகமும் நல்லதாம். எங்க மாமா சொன்னாங்க. அவர் சித்த மருத்துவர்.

முருங்கை இலை, முருங்கைப் பூ, முருங்கைக் காய், முருங்கை பட்டை, முருங்கை விதை, முருங்கை பிசின் இப்படி எல்லாமே நமக்கு நன்மை தரக்கூடியதாம் இந்த மரம்" குமுதினி தனக்கு தெரிந்த தகவல்களை படபட எனக் கூறினாள்.

'மினி டாக்டர்' என்று அழைக்கப்படும் இந்த முருங்கை, உடலில் ஏற்படும் அதிகப்படியான நோய்களுக்கு சிறப்பான மருந்து, அதனால் தான் இது மினி டாக்டர். இன்னும் நிறைய பயன்கள் தரவல்ல முருங்கையைப் பற்றி உன் ஆசிரியரிடம் கேள். சொல் வார்கள் சரியா?

இதுவரை பொன்னாங்கண்ணி, கரிசலாங்கண்ணி, மூக்கிரட்டை, முசுமுசுக்கை, மற்றும் முருங்கை கீரைகளை பறித்து வைத்துக் கொண்டாய் சரியா?

வைதான் பறித்த கீரைகளை நினைவு கூற 'ஆமாம்' தலையசைத்த குமுதினியின் கண்களில், அந்த இலை வா என்று அழைத்தது.

பசலைக் கீரை

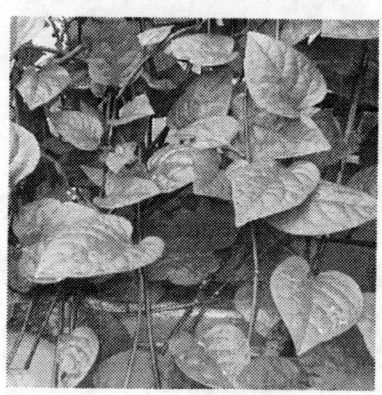

அது, எத்தனை அழகு. அப்பா கருஞ்சாந்து நிறக் கொடி, பச்சை இலைகள். கொடியும் இலையும் அழகைக் கூட்டுகிறது. குமுதினி பசலைக் கீரையின் அழகை ரசித்துக் கொண்டிருந்தபோது, மருந்து வாடை வந்தது.

'வைதான் மருந்து வாடை வருதே, எப்படி' குமுதினியின் கேள்விக்கு, வெண்புள்ளி வண்ணத்துப்பூச்சி பதில் தந்தது.

நான் தான் பட்டர் வந்திருக்கேன். இப்போ தான் ஆசுபிடல் போய் வந்தேன்.

'என்னாச்சி உடம்பு சரியில்லையா?' குமுதினி, வைதான் இருவரும் பதட்டத்துடன் கேட்க,

"இல்ல இல்ல எனக்கு ஒன்னுமில்ல. கோவில்கிட்ட ஒரு அக்கா இட்டலி விப்பாங்களே அவர்களுக்கு தான் கேன்சர் நோயாம். அது கொடிய நோயாம். முதலில் நோய் கண்டுபிடிச்சா குணப்படுத்தலாமா டாக்டர் சொன்னாரு. பாவம் அந்தக்கா.'' பட்டர் வருத்தத்தை வெளிக்காட்டியது.

அட அது ஒரு நோய் இல்லன்னே. இப்ப நீ இருக்கிற பசலை கீரைய சாப்புட்டா நமக்கு புற்றுநோய் வர்ரத தடுக்கலாம். பட்டர். நீ இந்த கீரைய கொண்டு போய் குடு. வைதான் கீரைகளைப் பறித்து

பட்டரிடம் தந்தது.

குமுதினி உரையாடலை கேட்டபடி நகர்ந்தாள். முறைத்துப் பார்த்த குமுதியின் கைகளில் இருந்து, குமுதினியின் கழுத்துக்கு தாவியது.

'இன்னா முறைக்கிற. கோவமா? அதெல்லாம் உடு, நம்ம வேலய பாக்கலாம்' வைதான் தன் நீண்ட நாக்கை நீட்டி ஒரு பூச்சியை இழுத்து வாயில் தள்ளியது. கொர், கொர்..... இந்த சத்தம் எங்கிருந்து வருகிறது வைதான். கண்களை ஒரு சுழற்று சுழற்றியது. காதுகளை கூர்மையாக்கியது.

'அட நம்ம குமுதினி மார்புல தான் இந்த சத்தம்' வைதான் குமுதினியின் தலையில் ஒரு குட்டு வைத்தது.

'எதுக்கு என்ன குட்டின நீ' குமுதினி போலி கோபம் கொள்ள, 'பின்ன மார்பு பகுதியில சளி கெடக்கு, உன் மூச்சு சத்தம் குறட்ட சத்தம் மாதிரி இருக்கு, நான் ஒரு இல பறிச்சி தரேன். அத நீ சாப்பிடு' என்றபடி முசுமுசுக்கை இலையை பறித்தது.

இந்த இலை நம்ம மூச்சுக்குழல் இருக்கிற நோய்த் தொற்றை விரட்டி அடிக்கும். இந்த கீரைய துவையல், பொறியல் செய்யலாம். பொடி செய்தும் சாப்பிடலாம்.

மூச்சுக்குழாய் அடைப்பு இருந்தா சுவாசிக்க முடியாது. அது உயிருக்கே ஆபத்து. அதற்கு தான் தினமும் மூச்சுப் பயிற்சி செய்யனும். வைதான் நீண்ட பேச்சுரை தந்தது.

குமுதினி தன் கைகளை வேகமாக தட்டி 'சூப்பர் வைதான்' என்றாள்.

வெட்கப்பட்ட வைதான் 'போதும் போதும் உம்பாட்டு, நிப்பாட்டு' பாட இருவருக்கும் சிரிப்பு பூரித்தது. உடனே வைதான் பக்கத்தில் இருந்த மரத்திற்கு எகிறி தாவ, குமுதினி அந்த மரத்தின் பெயரை உச்சரித்தாள்.

மூக்கிரட்டை

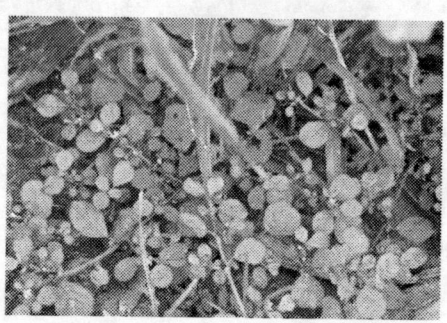

வைதான் வைதான்... எங்க போன நீ. எவ்வளவு நேரம் காத்திருக்க வைக்கிற. குமுதினி சிணுங்கினாள்.

வைதான் அரக்க பரக்க ஓடி வந்தது. அதன் கையில் நீளமான கொடி போன்ற ஒரு கொத்து கீரை இருந்தது.

'குமுதினியின் முகம் வியப்பைக் கூட்ட' வைதான் எங்க போயி இந்த நீட்டு கொடி கீரைய எடுத்த. 'கையில் வைத்து பார்த்த அந்த இலைகள் முட்டை முட்டையாக இருந்தது.'

இத என் பாட்டி குப்பகீரன்னு சொல்லும் வைதான் இது வேணாம், எங்க ப்ரண்ட்ஸ் கிண்டல் பண்ணுவாங்க. நீ வேற கீர பத்தி சொல்லு. குமுதினி அந்த கீரையை தூக்கிப் போட லாவகமாக கேச் பிடித்தது வைதான்.

அவசரப்பட்டு இந்த கீரைய தூக்கி எறிந்தாளே இவள். இது நம் உடலில் உள்ள கழிவுகளை வெளியேற்றும் சிறுநீரகங்களை வீரன் போல் காப்பாற்றும் ஆற்றல் உள்ளதை பொட்டில் அறைந்தாற் போல் வைதான் கூறியது.

ஓ... இவ்வளவு சக்தி உள்ளதா இதற்கு, வாய் பிளந்த குமுதினி, வைதானைப் பார்க்க, 'நாம நல்லத ஏத்துக்கிடவே மாட்டோம் இல்ல' வைதான் குமுதினியை நக்கல் செய்துவிட்டு பள்ளத்தில் குதித்தது.

'என்ன வைதான் அதற்குள்ள போறியா?' பரிதாபமாக கேட்டாள் குமுதினி.

'இல்ல எனக்கு சிறுநீரகம் நல்லா இருக்கான்னு செக் பண்றேன்' வைதானின் பேச்சு சிரிப்பைத் தந்தது. தன் கையால் வைதானை தூக்கி, முறைத்துப் பார்த்தபடி வயலுக்குள் நடந்தாள் குமுதினி.

அரைக் கீரை

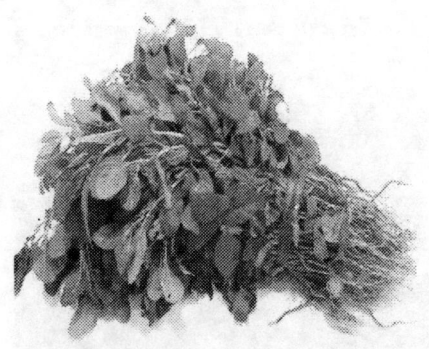

குமுதினி எனக்கு டைம் ஆயிடுச்சு எங்க பாப்பா பள்ளிக்கூடம் விட்டு வந்திருப்பா, நா போய் ஸ்நாக்ஸ் தரணும். அதோ தட்டான் வருது பாரு, அதுகிட்ட கொஞ்சம் கீரைகள பத்தி கேட்டுக்கோ... டாட்டா பாய்..

தத்தி தத்தி வைதான் சென்ற திசையில் தட்டான் வந்தது.

தட்டான் பூச்சி வானத்தில் பறக்கக் கூடியது. அதனால் இது அதிக கீரைகளைப் பற்றி சொல்லும். சூப்பர் குமுதினி நாளைக்கு வகுப்புல அதிக கீரைகளைப் பத்தி கூறப் போவதை நினைத்து மகிழ்ந்து நின்றாள்.

குமுதினி வைதான் போன் பண்ணி உனக்கு கீரைகள பத்தி சொல்ல சொல்லுச்சி வா குளத்து பக்கத்துல தோட்டம் இருக்கு போகலாம்,

தட்டான் பறக்க குமுதினி அதன் பின்னால் சென்றாள்.

அங்கு கீரை பாத்தியில் கீரைகளை அரிவாளால் கீரைகளை அறுத்துக் கொண்டிருந்தனர்.

'அறுத்து விட்டால் துளிர்த்து வரும் அறுக்க அறுக்க வளரும் அரைக்கீரை' தட்டான், கீரை வளரும் விதம் பற்றி கூறியது.

'ஆயுளைக் கூட்டும் அற்புத கீரை, நரம்பு மண்டலத்தை பலப் படுத்தும் வல்லமை கொண்டது. குழந்தை முதல் பெரியவர் வரை சாப்பிடலாம். நீ உன்னோட பிரண்ட்ஸ் கிட்டேயும் சொல்லு குமுதினி' தட்டான் அரை கீரை பற்றிய தகவலைத் தந்தது.

தூதுவளை

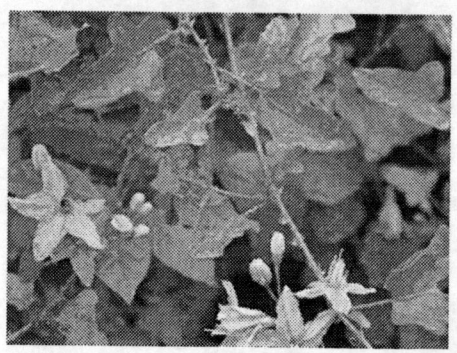

குமுதினி நா ஒரு விடுகதை சொல்றேன், விடை சொல்லு பாக்கலாம். வைதானின் விடுகதை என்ன, வாங்க சொல்றேன். இலையெல்லாம் முள்ளு, கொடியெல்லாம் முள்ளு, கொத்துப்பூ நீலம், கொடுத்தா சளி சாகும். அது என்ன?

'தூது வருமா? தூது வருமா? தூதுவளை தூது வருமா?' குமுதினி பாடல் மூலம் பதில் சொல்ல 'சபாஷ்' தந்தது வைதான்.

இது இவ்வளவு முள் இருந்தா எப்படி சமைக்கிறது. அம்மா பாவம். குமுதினி தன் தாய்க்காக வருத்தப்பட்டாள்.

நல்ல உணவு, மருந்து கிடைக்க கொஞ்சம் கஷ்டப்பட்டாக. வேணும். இது இயற்கையோட விதி வைதான் நடைமுறையைக் கூறியது.

குமுதினி இந்தக் கீரை மார்பு சளிய ஓட்டி, புற்றுநோய் வராம தடுக்கும். இத பத்திரமா உங்க டீச்சர் கிட்ட காட்டு. கையில முள்ளு குத்துனா வலிக்கும். சரியா! வைதானின் எச்சரிக்கையை உணர்ந்த குமுதினி 'ஆகட்டும், ஆகட்டும்' என்றபடி பக்குவமாய் தூதுவளையை பையில் வைத்தாள்.

கீதம் பாடும் கீரைகள்

கரிசலாங்கண்ணி

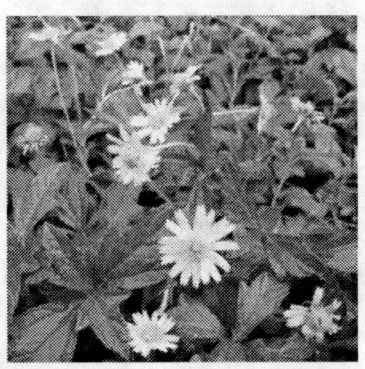

என்ன? குமுதினி தூங்கிட்டியா? வைதான் குரல் சற்று எடுப்பாக இருந்தது.

இல்ல வைதான் கேட்டுகிட்டு தான் இருக்கேன் என்றவளுக்கு, உடனே குமுதினியின் அம்மா கூறியது நினைவிற்கு வந்தது.

"அட நம்ம அம்மா ஒருமுறை இந்த கீரையைத் தானே பொடிசெய்து எனக்கு குடுத்தாங்க. டாக்டர் எனக்கு இரத்தத்தில் சிவப்பு அணுக்கள் குறைவாக உள்ளது என்ற போது என் பாட்டி, அடி போடி

இவளே, கரிசலாங்கண்ணி கீரைய கொடுக்க எல்லாமே சரியாகும், இதுக்கு போய் இந்த ஆட்டு ஆட்டிறீங்க'' என்று சொன்னது நினைவிற்கு வந்தது.

குமுதினியைப் பார்த்த வைதான் 'இவ என்ன மலரும் நினைவு களில் இருக்காப் போல, சரி இவளே பேசட்டும்' என அமைதி காத்தது.

'வைதான் நீ சொல்ல வந்தத சொல்லு' என்று குமுதினி கூற, 'அப்பாடா! இப்பவாவது சுய நினைவுக்கு வந்தியே' வைதான் தன்னுடைய விளக்கத்தை ஆரம்பித்தது.

“மஞ்சள் காமாலைக்கு அருமருந்து. உடலை பொன் போல மாற்ற உடல் சுரப்பிகளை தூண்டும். வாரம் ஒரு முறை சாப்பிடனும். யூடியுப்ல சிவராமன் அண்ணன் இதபத்தி பக்கம் பக்கமா பேசுவாரு தெரிஞ்சுக்க. சரி எனக்கு சுச்சு வருது நா தோப்பு இருக்கிற பக்கம் போயிட்டு வரேன்” என்று ஓடியது.

இது அடர்த்தி நிறத்தில் கண்ணைக் கவர்ந்து இழுக்கிறது. ஆகா..! இந்த மஞ்சள் நிறப்பூக்கள் பச்சை வானத்தில் மஞ்சள் நட்சததிரங்கள் போல் எவ்வளவு அழகாக இருக்கிறது. இது அழகுச் செடி வகையா வைதான்? குமுதினி இலை, பூவின் அழகில் மயங்கி நின்றாள்.

'இரு இரு அதுக்குள்ள மயங்கிடாத. இதோட சிறப்புகள கேட்டா நீ ஆடி மயங்குவ' வைதானின் பேச்சு குமுதினியிடம் ஆர்வத்தை தூண்டியது.

இவன் போடும் பீடிகையைப் பார்த்தாள், 'நாளைய வகுப்பில் நான் தான் அதிகமாக பேசப்படுவேன் போல.' சரிசரி வைதான் கூறு வதைக் கேட்போம், குமுதினி வைதானை உற்றுப் பார்த்தாள். வைதான் தான் தேடி, கேட்டு கண்டுபிடித்த தகவல்களை கூறத் தொடங்கியது.

காய கல்பம், தங்க மூலிகை என்ற பெயர்களுடன் இருந்தாலும் இதன் பெயர் கரிசலாங்கண்ணி. இதில் இரண்டு வகை உண்டு. 1.மஞ்சள் கரிசலாங்கண்ணி, 2. வெள்ளை கரிசலாங்கண்ணி.

நலம் பாடும் கீரைகள்
கீரைகளின் அரசன்
பொன்னாங்கண்ணி கீரை

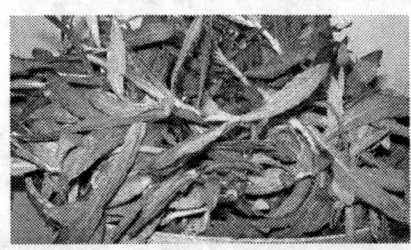

'அப்பா! தோடத்துக்கு வந்தா சில்லுன்னு இருக்கு.' குமுதினி யின் பேச்சுக்கு பதில் தந்தது வைதான்.

'பசுமை தான் குளிர்ச்சி' இத மறந்துட்டு இருக்கிற இடத்தை சிமெண்ட் போட்டு தேச்சி வெக்கிறாங்க மனுசங்க.

'அது சரி. இது என்ன? எல கூசா பச்ச கலர்ல. இருக்கு, அழகா இருக்கே' குமுதினி அந்த இலையைப் பறித்தாள்.

இது நம்ம நாக்கு மாதிரி இருக்கு, இத பத்தி சொல்லு வைதான். குமுதினிக்கு ஆர்வம் அதிகமானது. பக்கத்தில் இருந்த இலைகளை விட இது சற்றே வித்தியாசமாக இருந்தது. அவளின் கண்கள் வைதானையும், கைகளில் இருந்த இலையையும் மாறிமாறி பார்த்தது.

வைதான் குமுதினியின் கையில் இருந்த இலையை உற்றுப்பார்த்தது. அதன் பார்வையில் கம்பீரம் தெரிந்தது. புருவத்தை உயர்த்தி 'ஓ...! இதுவா, இது தான் கீரைகளின் அரசன், இத பத்தி சொல்லவா? உனக்கு.'

'கீரைய பத்தி அப்புறம் சொல்லலாம், அதற்கு முன்னாடி எனக்கு ஒரு டவுட், இது ஏன் கீரைகளின் அரசன்னு சொன்ன, அத சொல்லு' குமுதினியின் கண்கள் வியப்புடன் உயர்ந்தது.

விலங்குகளின் அரசன் சிங்கம், பறவைகளின் அரசன் கழுகு, மரங்களின் அரசன் ஆலமரம் என இருக்கும் போது கீரைகளுக்கு அரசன் இருக்கக் கூடாதா? வைதானின் கேள்வி குமுதினியை அமைதிப்படுத்தியது.

'சரி சரி, அரசன் கீரையபத்தி சொல்லு.' என்றபடி குமுதினி பச்சை நிற இலையை தடவிப் பார்த்தாள்

'கீரைகளின் அரசன்' என போற்றப்படுவது பொன்னாங்கண்ணி கீரை. இதை அப்படி அழைக்க காரணம் நம்ம உடல் தான் நமக்கு ஆதாரம். தோற்றப் பொலிவை (அழகு) விரும்பாதவங்க யாராவது இருப்பார்களா? சொல்லு பார்க்கலாம்.

அப்படி உடலின் சருமத்தை பாதுகாக்கும் மற்றும் நம் கண் பார்வை சக்தியை எப்போதும் பாதுகாக்கும். அதனால்தான் இதை கீரைகளின் அரசன் என்று சொல்வார்கள்.

இதில் இரண்டு வகை உண்டு. பச்சை பொன்னாங்கண்ணி, மற்றொன்று சிவப்பு பொன்னாங்கண்ணி. இரண்டுமே நல்ல பயன் களைத் தரும்.

பொன் + ஆம் + காண் + நீ என்று கூறுவது பொன் போன்று உடல் இருக்கும். தங்கம் விலை உயர்ந்தது. (தங்க பசுபம்) நம்மால் உண்ண முடியாது. அதனால் ஏழைகளின் தங்கக் கீரை என்றும் சொல்லு வாங்க.

நமது தொல்காப்பியத்தில் பொன்னாங்கண்ணி கீரையைப் பற்றி கூறி இருக்கிறார்கள். தங்கம் போல சொலிக்க இத சாப்பிடலாம்.

உன் தோழன் வாசன் கண்ணாடி போட்டு தானே படிக்கிறான். இந்த கீரைய சாப்பிடச் சொல்லு சூப்பரா ஆயிடுவான் பாரு.

இதுக்கு ஒரு பழமொழி சொல்லவா? போன கண்ணும் திரும்புமாம் பொன்னாங்கண்ணிய கீரையாலே. எப்படி சொன்னேன். குமுதினி இது போதுமா இன்னும் கொஞ்சம் சொல்லவா? வைதான் பெருமை யில் திளைத்தது.

போதும் அடுத்த கீரைய பாக்கலாம் வா. குமுதினி நடையை தள்ளி நடந்தாள்.

காரட் கீரை

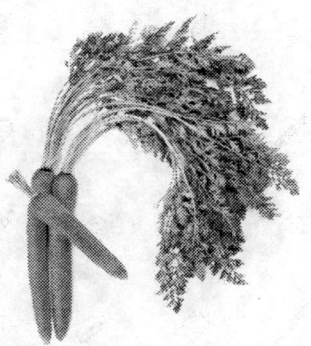

நாம் பலவகையான கீரைகளைப் பற்றி பேசினோம். காரட் கீரையைப் பற்றி யாருக்காவது தெரியுமா? அதிக பார்த்திருக்கீங்களா? ஆசிரியர் கேட்ட கேள்விக்கு..

குமணன் ... ஓ...நான் பார்த்திருக்கிறேனே. ஊட்டியில் என் பாட்டி வீட்டுக்கு போகும்போது அங்கே நிறைய இருக்கும்.

காரட்டுக்கு தமிழ் பெயர் என்ன தெரியுமா? நானே சொல்றேன், மஞ்சள் முள்ளங்கி, காச சரக்கிழங்கு.

இந்த கீரை கோழிக்கு நல்ல தீவனமாக பயன்படுத்தறாங்க. அங்கு பொறியல் கூட்டு பண்ணி சாப்பிடராங்க. இதில் சுண்ணாம்புச் சத்து, மணிச்சத்து, இரும்புச் சத்தும் இருக்கு.

முடக்குவாத நோய்க்கும், பல பிரச்சனைகளுக்கும் இது நல்லது. அதுமட்டுமில்ல பளபளக்கும் மேனிக்கு காரட் கீரைன்னு நீங்க யாரும் படிக்கல போல.

உடலுக்கு அழகு, மேனிக்கு நிறம், தேகத்திற்கு மினுமினுப்பு...

காரட் கீரையின் உபயம் நான் என் பாட்டியிடம் கேட்டு தெரிந்து கொண்டதை சொன்னேன் டீச்சர், என ஊட்டி காரட் கீரையின் இரகசியம் வகுப்பிற்குள் கொண்டு வந்தான், குமணன்.

கறிவேப்பிலை

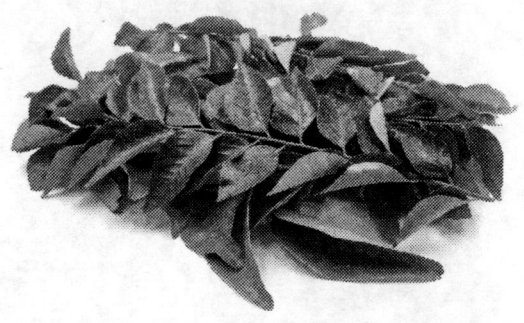

சரி, அதிகப்படியான கீரைகளைப் பற்றி இன்று நாம் தேடி, கண்டு, புரிந்து உணர்ந்தோம் என்பதில் ஐயமில்லை. இனி வரும் காலங்களிலாவது நாளும் ஒரு கீரையை உண்ண வேண்டும் ஆசிரியர் கூறி முடிப்பதற்குள் காலை இடைவேளை மணி ஒலிக்க ஆசிரியர், 'அடுத்த வகுப்பில் சந்திப்போம்' என்றபடி வகுப்பறைக்கு வெளியே சென்றார்.

மதுமிதா தன் அம்மா தந்த மிக்ஸரை எடுத்து, குமுதினியுடன் பகிர்ந்து உண்டாள்.

என்ன மது ஒரே கறிவேப்பில இலையா கிடக்கு. குமுதினி கறிவேப்பிலையை கீழே போட பார்த்தபோது, மதுமிதா, ஏய் லூசா நீ இது நம்ம குக்கிங் லீப். இமயம் முதல் குமரி வரை படர்ந்து, எங்கும் கிடைக்கும் கறிவேப்பிலையை தூக்கி போடறே....

இத பத்தி தெரியுமா? தெரியாதா? பொரிந்து தள்ளினாள்.

ஏன்? என்னாச்சி? இப்படி கத்தறே... குமுதினி அப்பாவியாய் கேட்டாள்.

கறிவேப்பிலையில இரண்டு வகை இருக்கு. நாம சமையலுக்கு பயன்படுத்தறது நாட்டு கறிவேப்பிலை. இன்னொன்று மருந்துக்கு பயன்படுற காட்டு கறிவேப்பிலை.

கறிவேப்பிலை வயிற்றையும், அதிலுள்ள, ஜீரண உறுப்புகளையும் உறுதியாக்கி செயல்பாட்டை அதிகரிக்கச் செய்யும்.

இது நம்ம தலைமுடி நல்லா வளரவும், முடி கொட்டாமல் இருக்கவும், பளபளப்பா இருக்கவும் உதவுது.

இளம் கறிவேப்பிலய கீழ போடாதே, வாயில் போடு, மது மேலும் ஒரு வாய் மிக்ஸரை சாப்பிட்டாள்.

கறிவேப்பிலை பொடி அம்மா தருவாங்க. சுடச்சுட சாதம் போட்டு இந்தப் பொடிய தூவி, கொஞ்சம் நெய்விட்டு தருவாங்க. சூப்பரா இருக்கும் மதுமிதா.

குமுதினியின் கண்கள் விரிய சொல்லிக் கொண்டிருந்தாள்.

இதோட, இலை, பட்டை, வேர் கஷாயம் சாப்பிட்டா பித்தம் குறையும், வாந்தியும் வராது. தன் அம்மா செய்து தந்ததை, நினைவு கூர வகுப்பு மணி ஒலித்தது.

கொத்தமல்லி இலை

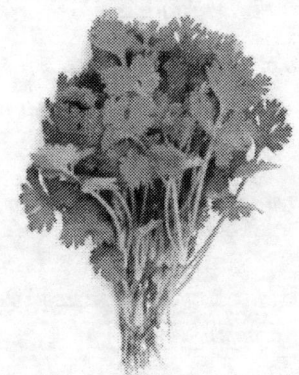

மதிய இடைவேளை, மாணவர்கள் தங்களின் மதிய உணவு டப்பாக்களை பிரித்தனர். குமுதினி, மதுமிதாவுடன் விமலியும் சேர்ந்து உண்ண உட்கார்ந்தார்கள்.

மூவரும் ஒருவர் உணவை ஒருவர் பார்க்க விமலியின் ரசம் வாசம் மூக்கைத் துளைத்தது. எப்போதும் விமலியின் ரசம் என்றால் குமுதினியும், மதுமிதாவும் ரசித்து சாப்பிடுவார்கள்.

'விமலி ரசமா? எங்களுக்கும் கொஞ்சம் வை' என்று மதுமிதா சொல்ல..

'எப்படி உங்கம்மா மட்டும் இவ்வளவு வாசமா, ருசியா ரசம் பண்றாங்க' குமுதினி விமலியிடம் கேட்டாள்.

நம்மளோட அம்மாங்க சமையல்ல தினமும் பயன்படுத்தறது கொத்தமல்லி. நல்ல சுவையூட்டி இது.

பச்சையா சாப்பிடலாம். கொத்தமல்லி இலையோட தேங்காயும் சேத்து ஜூஸ் போட்டு குடிச்சா சூப்பரா இருக்கும்.

இந்த இலையோட பச்சையத்தில் தான் நோய் எதிர்ப்பு சக்தி அதிகம் இருக்கு. கைகால் வலி, முதுகுவலி, மூட்டுவலி, மார்வலி இது மாதிரி வலியெல்லாம் இந்த இலைய சாப்பிட்டா வராது.

நரம்புத் தளர்ச்சிக்கும் நல்ல பயன் தரும். இரத்தத்த சுத்தமாக்கி, இரத்த விருத்தி அடையச் செய்யும்.

நம்ம உதடுகள் அழகா இருக்க இதன் சாறு பூசப் பூச அழகா இருக்கும். இத்தன நல்ல குணமுள்ள கொத்தமல்லி கீரையை எப்படி செய்வாங்க பாரு... பாரு.. என்றாள் விமலி.

அட சாதாரண கொத்தமல்லியில் இவ்வளவு சத்தா குமுதினி ஆச்சரியப்பட்டாள்.

உணவே மருந்து; மருந்தே உணவு... என மதுமிதா பாடியபடி மதிய உணவை முடித்தனர் மூவரும்.

புளியாரைக் கீரை

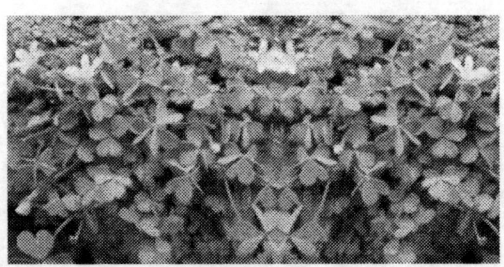

மாலை பள்ளி முடித்து குமுதினியும், மதுமிதாவும் நடந்து வந்து கொண்டிருந்தனர்.

மதுமிதா இவ்வளவு நாள் நமக்கு தெரியாமலே இருந்திருக்கோம். எவ்வளவு கீரைகள், எவ்வளவு பயன்கள், கீரைகள் என்ற தலைப்பில் எத்தனை பயனுள்ள புதுப்புது தகவல். ஒரே நாளில் எத்தனை மாற்றம் குமுதினி தன்னை மறந்து சொல்லிக் கொண்டிருந்தாள்.

சும்மாவா சொன்னாங்க, மூத்தோர் சொல் வார்த்தை அமிர்தமுன்னு. என்று கூறிய மதுமிதா, நடைபாதையில் இருந்த நான்கு இலையை கொண்ட ஒரு இலைப் பார்த்தாள்.

அட இதப்பாரு இந்த இல வித்தியாசமா இருக்கு. மதுமிதா காண்பித்த இடத்தில் நிறைய கீரைகள் கொசகொசன்னு முளைத் திருந்தது.

எங்கிருந்தோ பறந்து வந்த தட்டான் தும்பி, 'இதன் பேரு புளியாரைக்கீரை.'

வள்ளலார் தெரியுமா? 'வாடிய பயிரைக் கண்டபோதெல்லாம் வாடினேன்' சொன்னாரே அந்த மகான் தான் இந்த கீரையைப் பத்தி 'புளியாரை இலை சாறு போதும்... ஆயுளும் நீளும்'னு சொல்லி இருக்காரு.

உடலுக்கு குளிர்ச்சி தரும். உடல் உஷ்ணத்தால வரும் நோய் எல்லாம் போகும். எல்லா இடத்திலும் கிடைக்கும்.

கண்நோய், சரும நோய் இருப்பவங்க இத பயன்படுத்தறது நல்ல பலனைத் தரும்.

இந்த இலைய கொஞ்சம் பறிச்சிகிட்டு போய் டீ போட்டுக் குடிங்க. சூப்பரா இருக்கும். தட்டானின் விளக்கம் இருவரையும் புளியாரைக் கீரையை பறிக்க வைத்தது.

பண்ணைக் கீரை

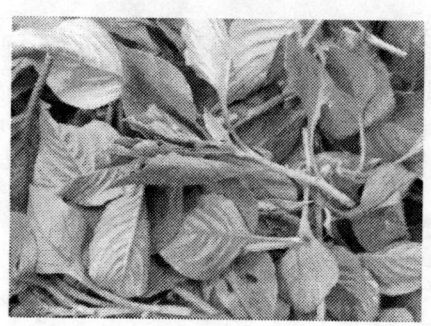

குமுதினியும், மதுமிதாவும் தட்டானோடு பேசிக்கொண்டே வந்தபோது,

'கீரம்மா கீர... கீரம்மா கீர, கீர..கீர..கீர' கீரக்கார அக்கா செல்வி கீரை மூட்டையை சுமந்து கொண்டு கத்திக் கொண்டே வந்தார்கள்.

'இன்னா செல்வி அக்கா இன்னைக்கி எந்த குரு ஸ்பெஷல் உங்கிட்ட' மதுமிதா செல்வியிடம் நக்கல் அடித்தாள்.

கீரைய சாப்பிட்டா ஒடம்புக்கு நல்லது. அதனால்தான் ஒரு நாளைக்கு ஒரு கீரன்னு கொண்டாறேன். இதல்லாம் உங்களுக்கு விளங்காது.

புத்தகத்த படிச்சா போதாது, நல்லதையும் தெரிஞ்சுக்கனும் என்ற செல்வியின் அறிவுரை மதுமிதாவை சிந்திக்க வைத்தது.

குமுதினி 'செல்வி அக்கா இன்னைக்கு என்ன கீர வச்சிருக்கீங்க..' என்றபடி ஒரு கட்டு கீரையை எடுத்துப் பார்த்தாள்.

பாப்பா இந்த கீரை பேரு பண்ணக்கீர. இது பண்ணையில வளருது அதனால் தான் இந்த பேரு.

இலை, கொழுந்து, பூ, விதை எல்லாம் மருந்துக்கு உதவுது. மலக் குடலையும், செரிமானக் குடலையும் வலுப்படுத்தும். இது தோல் நோய் வராம பாத்துக்கும். இதன் கஷாயம் வயித்து போக்க சரி செய்யும்.

பருப்பு போட்டு கடைஞ்சி கொஞ்சம் நெய் போட்டு சுடச்சுட சாப்பிட்டா என்ன அருமையா இருக்கும் தெரியுமா? செல்வி மூச்சு விடாமல் சொல்லி முடித்தாள்.

குமுதினி ஒரு கட்டு கீரையை வாங்கிக் கொண்டு காசு தந்ததும், கீரம்மா, கீர, பண்ணகீர என்று கத்திக் கொண்டே நகர்ந்தாள்.

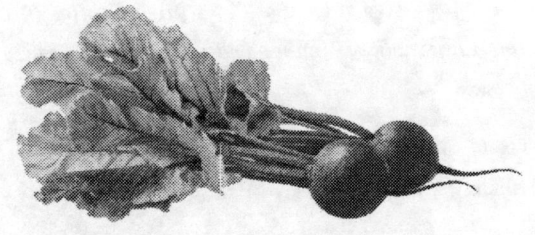

பீட்ரூட் கீரை

குமுதினி சீக்கிரமா நட, எங்கம்மா நமக்கு ABC ஜூஸ் போட்டு வச்சிருப்பாங்க. வா போய் குடிக்கலாம். மதுமிதா நடையை விரைவு படுத்தினால்.

'ஏய் மது எதுக்கு இந்த நடை' என்றபடி பறந்து வந்தது பட்டர்.

தட்டான் பட்டர் கேட்ட கேள்விக்கு 'ABC, ABC' என பாட்டு படித்தது.

பட்டருக்கு வந்ததே கோபம். 'நீ என்ன மூணு எழுத்துல முனுகுற... நானு இருபத்தாறு எழுத்தையும் சொல்லவா...சொல்லவா..'

'இருங்க. இருங்க. சண்ட போடாதீங்க. ஏய் பட்டர் நாங்க ஜூஸ் பத்தி பேசினோம். நீ லூசு மாதிரி பேசற' மதுமிதா எரிச்சலுடன் பார்த்தாள்.

'ஜூஸா, எனக்கு' பட்டர் தன் நாவைச் சுழற்றியது.

'ஐயோ! ABC ஜூஸ், அப்படின்னா ஆப்பிள், பீட்ரூட், கேரட் இத சேர்த்து செய்யறது' மதுமிதா விவரிக்க.

தட்டான் 'ஆப்பிள், ஓ.கே, கேரட்டும் ஓ.கே, ஆனா இந்த பீட்ரூட் எப்படி' இழுத்தபோது....

குமுதினி தொடர்ந்தாள், 'பீட்ரூட் உடலுக்கு மிகவும் நல்லது. இதில் நார்ச்சத்து அதிகம். பச்சையாகவும் உண்ணலாமே...'

இதன் இலைகள் மிகச்சிறந்த மலமிலக்கியாகும். மலச்சிக்கலைப் போக்கும் மாமருந்து. வயிறு, சரும ஆரோக்கியத்திற்கு சிறந்தது பீட்ரூட் கீரை. 4 இலையில் உடல் சூடு ஓடும். அதுமட்டுமில்ல இது அழகு சாதனமா பயன்படுது. இப்ப சொல்லுங்க பீட்ரூட் இலை.... குமுதினி நிறுத்த....

'ஆஹா! பேஷ்! பேஷ்! என்று கை தட்டினர் மதுமிதாவும், தட்டானும், பட்டரும்.

சேப்பங்கீரை

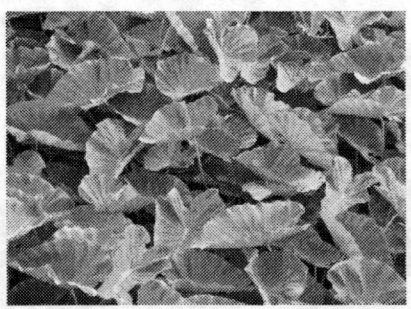

மதுமிதாவின் வீடு. குமுதினியும், மதுமிதாவும், தட்டானுக்கும் பட்டருக்கும் கொஞ்சம் ஜூஸ் தந்துவிட்டு தானும் குடித்த பிறகு வெளியே வழியனுப்ப வந்த மதுமிதா, 'இங்க பாருங்க' என்று ஒரு இடத்தைக் காட்ட மூவரும் வாயடைத்து நின்றனர்.

அங்கு நீண்ட காம்பில் முக்கோண வடிவ இலைகள் அழகாக கண்களைக் கவர்ந்தது.

தட்டான், 'இந்தக் கீரை சேப்பங்கிழங்கு கீரைதானே, நானும் பார்த்திருக்கிறேன்' பட்டர் சொல்லிக் கொண்டே பறந்து சென்று அந்த இலைகளில் அமர்ந்தது.

மதுமிதா தொடர்ந்தாள். 'ஆமாம் இது சேப்பங்கீரைதான். இவ்வளவு பெருசா இருக்கேன்னு தானே நினைக்குற. ஆமாம் இலையும் பெரிசு, பயனும் பெரிசு.'

சேப்பங்கிழங்கு எப்படி நமக்கு உடலுக்கு நல்லது, அதே மாதிரி இதன் கீரையும் நல்லது.

தண்ணீர் பாயும் இடத்தில் இது நல்லா வளரும். வெட்டு காயம் பட்ட இடத்தில் உடனே இந்த சாற்றை தடவினால் சில மணி நேரத்துல வெட்டுப்பட்ட வாய்ப்பகுதி மூடிவிடும் அற்புத மூலிகை.

இரத்தம் சொட்டும் இடத்தில் இந்த சாற்றை பூச இரத்தம் ஒழுக்கு நின்று விடும். நெறி கட்டிகள் ஏற்பட்டால் கரும் சேம்புத் தண்டுச்

சாற்றில் உப்பு கலந்து பூச நெறிக்கட்டிகள் மாயமாகும்.

'சேம்பு இருக்க நற்புளியைச் சேர்த்துச் சமைத்து உண்டால் கூப்பிட்ட மூலமறுங் கூறு' என்பது அகத்திய மாமுனியின் சொல்லாகும். இத பத்தி என் தாத்த சொல்லிதான் இந்த விஷயம் எனக்குத் தெரியும்.

'எங்க தாத்தா சூப்பர் தாத்தா' என பெரும் பாராட்டி பேசினாள் மதுமிதா.

மூவரும் மதுமிதாவையே பார்த்தபடி 'டாட்டா .....டாட்டா' சொல்லி விட்டு வீட்டுக்கு வந்தனர்.

முட்டைக்கோசுக் கீரை

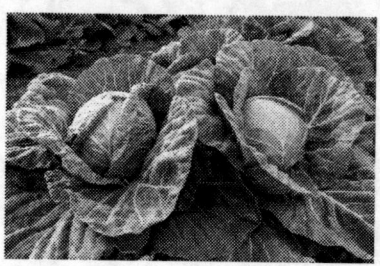

முகம், கை, கால்களைக் கழுவிக் கொண்டு தோட்டத்திற்கு வந்தாள் குமுதினி. வைதானுடன் பட்டரும், தட்டானும் பேசிக் கொண்டிருந்தன.

இன்னைக்கு உங்க பள்ளி வகுப்புல ஒரே கீரை வாசம் வீசிச்சாமே, தாவி வந்த வைதான் குமுதினியிடம் கேட்டது.

ஆமா. எத்தனை, எத்தனை புதிய செய்திகள தெரிஞ்சுகிட்டேன். கீரைகள் நம் நலத்தின் ஆதாரமா இருக்கு, ஆனா நாம சிப்சு, பர்கர்னு நியூ லைஃப் ஸ்டைலுக்கு மாறிட்டோம். அதனால்தான் உடல் நோயும் அதிகம் இருக்கு. குமுதினி தன் ஆற்றாமையை தெரிவித்தாள்.

நா உங்கிட்ட ஒன்னு சொல்லனும்.

ஆமா! உனக்கு நல்லா தெரிஞ்ச ஒரு கீரை அது. உனக்கும் ரொம்ப பிடிக்கும். அத பத்தி இப்ப உனக்கு சொல்லப் போறேன். வைதானின் பேச்சு குமுதினிக்கு ஆச்சரியமாக இருந்தது.

என்னவாக இருக்கும் குமுதினி யோசிக்க தொடங்கினாள்.

ரொம்ப யோசிக்காத, மூளை குழம்பிடும். நானே சொல்றேன். முட்டைக்கோசு கீரைய பத்தி நீங்க யாருமே யோசிக்கலையே வைதான் தன் முட்டைக் கண்களால் முறைக்க...

அட! ஆம் இல்ல! இத எப்படி நாம மறந்தோம் குமுதினி வைதானை கட்டைவிரல் நிமிர்த்தி காண்பிக்க வைதான் தொடர்ந்தது.

முட்டைக்கோசுக் காயா? இலையா? இலைதானே. பழங்கால எகிப்தியர்கள் இந்த முட்டைக்கோசுவை பயன்படுத்தி இருக்காங்க. பிளேட்டோ தான் எழுதிய 'ரிப்ப்ளிக்' புத்தகத்துல முட்டைக் கோசுவைப் பற்றி சொல்லி இருக்காருன்னா, பாத்துக்கோ..

இத பச்சையா சாப்பிட்டா என்றும் இளமையா இருக்கலாம். மிகவும் சத்துள்ள இந்த இலைய கேரட்டோட சேர்த்து ஜூஸ் போட்டு சாப்பிட்டா உயிர்ச்சத்தான வைட்டமின் ஏ கிடைக்கும்.

வைதான் சொன்னதை தலையசைத்து ஒப்புக்கொண்ட குமுதினி இந்த ரெண்டு முட்டா பயலுகளும் சொல்லல. நானும் மறந்துட்டேனே என்று மனதிற்குள் புலம்பினாள்.

மேலும் சில கீரைகள்

வைதான் மேலும் சில கீரைகள் பெயர் சொல்கிறேன், உங்களுக்கு தெரிகிறதா பார்ப்போம் என்றது.

இதென்ன, பிரமாதம் நீ சொல்.

நாங்கள் தெரிந்து கொள்கிறோம் பட்டர் கூறியதும், தட்டான் முறைத்தது.

முதலில் என்ன சொல்றாங்கன்னு கேளு. அப்புறமா.... இழுத்த குமுதினி வைதானைப் பார்த்தாள்.

முக்குளிக் கீரை

பேதி, சீதபேதிக்கு நல்ல மருந்து. உடல் சூட்டையும் தணிக்கும்.

கருணைத் தண்டின் கீரை

பசி ஏற்படும், ஜீரணம் உண்டாகும், கபம் நீங்கும்.

பிண்ணாக்கு கீரை

மூத்திர அடைப்பிற்கும், வாத நோய்க்கும் மருந்தாகிறது.

துயிலிக் கீரை

புண்ணை ஆற்றும் திறன் கொண்டது. சளி நீங்கும்.

கொடி வசலைக்கீரை

உண்பதற்கு சுவையானது, மலச்சிக்கல் தீரும், கபம் கழியும், தாகம் தணியும்.

மணலிக்கீரை

மார்பு எரிச்சலைப் போக்கும், வாத நோய் வராமல் தடுக்கும்.

எப்பா, எல்லா போதும் போதும், தலயே சுத்துது. இவ்வளவு கீர. மீதி அப்புறமா பாக்கலாம். சூரியன் உறங்க போயாச்சு. நாமும் போகலாம் என்றவாறு, கை குலுக்கி விடைபெற்றனர்.

நலம் பாடும் கீரைகள்

நாம் பார்க்கும் இந்த பூமிக்கு அழகைத் தருவது பசுமை தான். இந்தப் பசுமை அனைத்து உயிர்களின் அச்சாணி.

உலகின் முதல் உற்பத்தியாளர் பசுமையைக் கொட்டும் தாவரங்கள். இந்தத் தாவரங்களிடம் இருந்து தான் இலை, (கீரை) மொட்டு, மலர், காய்கனி, விதை என சுழற்சி ஓட்டத்தில் பசுமைச் சூழலைத் தருகிறது. இதில் கீரைகள் எவ்வளவு மகத்துவம் பெற்றது என்பதை அறியலாம்.

கீரைகள் உலகின் பொதுச் சொத்து. இயற்கைத் தந்த உணவுப் பண்டம்.

நமது உடல் ஒரு அதிசய சேர்க்கை. உயிரணுக்கள் சேர்ந்து திசுக் களாகி, திசுக்கள் சேர்ந்து உடலில் உறுப்பாக உருவாகிறது. உறுப்புகள் பல மண்டலங்களாக இருந்து நம் உடலை இயக்குகிறது.

இந்த மண்டலங்கள் :

❖ வெளிப் பொருளை உட்கொண்டு சத்துகளாக உடல் வளர்ச்சிக்கு அடித்தளமாக அமைக்கப்படுகிறது.

❖ உடலின் ஓர் இடத்திலிருந்து மற்றோர் இடத்திற்கு சத்துக்களை எடுத்துச் செல்கிறது.

❖ உடலுக்கு ஆதாரமாக வலுவான கட்டமைப்புத் தருகிறது.

❖ உடலில் எல்லா இயக்கங்களும் இயங்க சக்தியை உருவாக்கும் பொருட்டு உடலின் கரியை உயிர்ப்புடன் சேர்த்து இயங்குகிறது.

❖ வேண்டாத கழிவுகளை வெளியேற்றி நம் உடலை வளர்க்கிறது.

உட்பார் அழியின் உயிரார் அழிவா?
திடம்பட மெய்ஞானம் சேரவும் மாட்டார்
உடம்பை வளர்க்கும் உபாயம் அறிந்தே
உடம்பை வளர்த்தேன் உயிர் வளர்த்தேனே

என்றார் திருமூலர்.

உண்டி கொடுத்தோர் உயிர் கொடுத்தோர் என்பதும் நமது மூத்தவர் மொழியே.

உணவு இந்த உடலை இயக்குவதை உணர வேண்டும்.

நமக்கு மலிவான விலையில் கிடைக்கும் கீரைகள் அதிக சத்துக்களை வழங்குகிறது. இயற்கையின் படைப்பில் கீரைகள் உன்னதமானது.

வெளிநாடுகளில் இந்த கீரைகளை வேக வைக்காமல் பச்சையாக உணவுடன் சேர்த்து உண்கின்றனர். கீரைகளின் மணம், குணம், இயல்பு என பல வகைகளில் பூமியை மெருகேற்றுகிறது. இந்த கீரைகளைப் பற்றி படிக்கலாம் வாருங்கள்.

எனவே உணவு உடல் ஆரோக்கியத்துடன் இருக்க சத்துக்கள் அவசியம். அதில் கீரைகளில் பங்கு அதிகம் இருப்பதை உணர்வோம்.

இனி கீரைகளைப் பற்றி நம் வைதான் சொல்லப்போவது என்ன? வாருங்கள். வைதானிடம் போவோம்.

நாம் இவ்வளவு நேரம் வாசித்ததைக் கவனமாக கேட்டுக் கொண்டிருந்த வைதான் என்ற தவளை வந்தது. அதனுடன் அதன் தோழி குமுதினியும் வந்தாள்.

குமுதினி ஐந்தாம் வகுப்பு படிப்பவள். அவள் வளர்த்த தவளை தான் வைதான். இருவரும் எப்போதும் ஒன்றாக இருப்பார்கள்.

வந்தான் குமுதினிக்கு ஏற்படும் சந்தேகங்களுக்கு தெளிவான விளக்கம் தரும் தோழன்.

'வைதான் எனக்கு பள்ளியில் ஆசிரியர் சில இலைகள் பறித்து வரச் சொன்னார். வா தோட்டத்திற்கு போகலாம்' என்ற குமுதினிக்கு பின்னால் இருந்து முன்னால் தாவியது வைதான்.

சுக்கான் கீரை

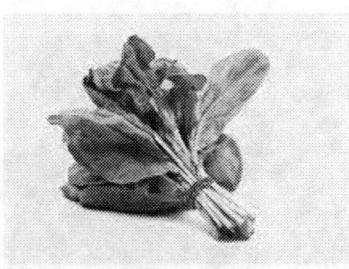

தட்டானுக்கு வயிறு ஏதோ சத்தம் தந்தது. தன் வயிற்றை தடவியபடி இருந்தது. சிறிது நேரம் கழித்து மீண்டும் சத்தம் வர வயிற்றை குனிந்து பார்க்க, கண்களில் ஒரு பதட்டம் தெரிந்தது.

தோட்டக்காரர், 'தட்டான் இந்தா, இந்த கீரைய சாப்பிடு' என்றார்.

இவர் வேற கீரசாப்பிடு கிச்சடி சாப்பிடுன்னு.வயிறு முன்னாடி, பின்னாடி போகுதேன்னு இருந்தா முனுமுனுப்புடன் தோட்டக் காரரை பார்த்தது தட்டான்.

சுக்கான் கீரையை கையில் வைத்துக் கொண்டு கொஞ்சம் கீரையைச் சாப்பிட வைத்ததும், 'ஐயோ....அம்மா' என்றபடி மர இடுக்கில் ஓடி மறைந்தது தட்டான்.

குமுதினி பதற்றத்துடன், இன்னாச்சி தட்டான் ஏன் இப்படி பறக்குது? வருத்தமுடன் தோட்டக்காரரிடம் கேட்டாள்.

பாப்பா அது ஒன்னுமில்ல தட்டானுக்கு வயிறு சரியில்ல, அத புரிஞ்சிகிட்டு சுக்கான் கீர தந்தேன். குடல்ல இருக்கிற அழுக்கு எல்லாமே வெளியே வந்துடும்.

மிக அற்புதமான சுக்கான் கீரை இது. குடல் அழுக்கு அத்தனையும் வெளியேத்தும் சக்தி இந்த கீரைக்கு இருக்கு பாப்பா. தோட்டக் காரர் சொல்லி முடித்தார்.

சர்.... என்று பறந்து வந்த தட்டான் தோட்டக்காரரை ஒரு வட்டம் அடித்து நன்றி கூறியது.

முடக்கத்தான் கீரை

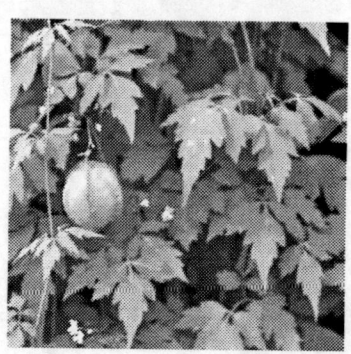

குமுதினி தோட்டக்காரரிடம் முக்கத்தான் கீரைன்னு ஒன்னு இருக்கில்ல. அதபத்தி சொல்லுரீங்களா?

'பாப்பா அதுக்கு பேரு முக்கத்தான் கீரை இல்லம்மா. அது முடக்கறுத்தான் கீரை. கீரைகளில் இதுவும் சிறப்பு. மருத்துவ குணம் கொண்டது. எலும்புகள் வலுவிழக்கும்போது மூட்டு வாத நோய் வந்துடும். இந்த நோய் வந்த பிறகு நடக்க, வேலை செய்ய கஷ்டப் படுவாங்க.

குறிப்பாக வயதானவங்கள இந்த நோய் தாக்கும். அது வரும் முன் தடுக்க நாம உண்ண வேண்டிய கீரை தான் முடக்கறுத்தான் கீரை.

அதாவது முடக்கு+அறுத்தான் = முடக்கறுத்தான். நரம்பு நோய்கள், பிடிப்பு, குடைச்சல் இதெல்லாம் வராமல் இருக்க இந்த கீரைய சாப்பிடனும்.

இது கொஞ்சம் கசப்பா இருக்கும். நாம கசப்பு சுவையை அதிகம் விரும்பறதே இல்ல. ஆனா கசப்பு சுவை தான் நீண்ட ஆயுள தரும். சரியா பாப்பா நாளைக்கு மத்த கீரைய பத்தி கண்டிப்பா சொல் றேன்.

பாத்திக்கு தண்ணி காட்டணும். 'நா வரேன்' என்றபடி தோட்டக் காரர் சென்றார்.

முள்ளங்கிக் கீரை

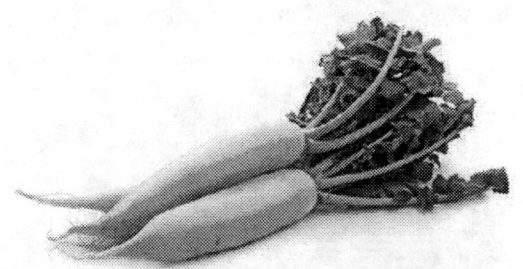

குமுதினி தன் கைகளில் வித விதமான கீரைகளுடன் சாலையில் நடந்து வந்தாள். அவள் அப்பாவின் நண்பர் முகமது குமுதினியைப் பார்த்தார்.

'குமுதினி என்ன கையில் இவ்வளவு கீரைகள்! எங்கே இருந்து வருகிறாய்?' என்று கேட்டார்.

'வணக்கம் மாமா! எங்கள் பள்ளியில் கீரைகள் பற்றி நாளை வகுப்பில் பாடம் நடக்க இருப்பதால் கீரை வகைகளை சேமிக்கின்றேன்.

இதோ உங்கள் பையில் கூட இரண்டு வகை கீரை இருக்கிறதே. இதைப் பற்றி எனக்கு சொல்லுங்களேன் மாமா.' குமுதினியின் மரியாதை கலந்த அன்பு அவருக்கு எப்போதும் பிடிக்கும்.

நல்லது. இப்படித்தான், குழந்தைகள் தேடித்தேடி கற்க வேண்டும்.

இது முள்ளங்கிக் கீரை. முள்ளங்கியை விட அதிக சத்து நிறைந்தது. முக்கியமாக குடலில் இருந்து வெளிப்படும் மலம் வெப்பத்தால் மலம் காய்ந்து வெளிவரும்போது, வரும் பாதையான மலக்குடல் கிழிக்கப்பட்டு இரத்தம் வரும். இதை மூலநோய்ன்னு சொல்லு வாங்க. ஆசன வாய் சுற்றிலும் வலியும், வதையும் இருக்கும். இதற்கு காரணம் மலச்சிக்கல். இதற்கு நல்ல மருந்தாக இருப்பது இந்த முள்ளங்கிக் கீரை.

இரும்புச்சத்து, சுண்ணாம்புச் சத்து மற்றும் சோடியம் சத்துக்கள் இதில் அதிகம். நம் உணவில் அடிக்கடி இதை சேர்த்து சாப்பிட

வேண்டும் குமுதினி. முகமது கீரை கட்டில் இருந்து நான்கு கீரை களைக் குமுதினியிடம் தந்தார். முள்ளங்கி கீரையைப் பற்றி கூறக் கேட்டு மகிழ்ந்த குமுதினி 'நன்றி மாமா' என்று கூறினாள்.

துத்திக்கீரை

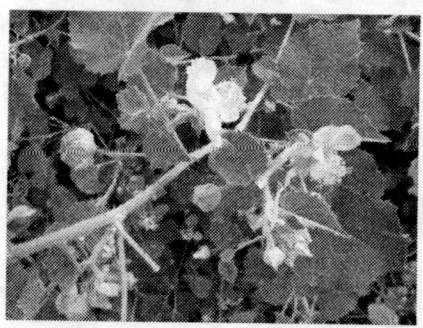

குமுதினி முகமதுவின் பையில் இருந்த மற்றொரு கீரையைப் பார்த்து, 'மாமா இது என்ன கீரை?' என்றாள்.

குமுதினி இதன் பெயர் துத்திக் கீரை. இந்த இலையின் சாறு மூல நோயை குணமாக்கும். இது தவிர எலும்பு முறிவு ஏற்பட்டவர்கள் இந்த இலையை அரைத்து முறிவு ஏற்பட்ட இடத்தில் கனமாக பூசி, அதன் மீது துணியைச் சுற்றி அசையாமல் இருக்க மூங்கில் பத்தை வைத்துக் கட்ட எலும்பு முறிவு கூடிவரும் என்றவாறு முகமது துத்தி இலையைக் காட்ட குமுதினி அதில் சில இலைகளை தேவைக்கு எடுத்துக் கொண்டாள்.

அதுமட்டும் இல்லை குமுதினி இது ஒரு நல்ல வலி நிவாரணி, பல், ஈறில் வலி வந்தால் இதன் கஷாயத்தைக் கொப்பளிக்க வலி போகும். மேலும் நாட்பட்ட கட்டிகளை குணப்படுத்தும் என்றார்.

முகமது தன் வீடு வந்ததும் 'சரி குமுதினி நீ வீட்டிற்கு பத்திரமாக போகனும் சரியா? நா வரேன்' கையசைத்து விடைபெற்றார்.

பாலக்கீரை

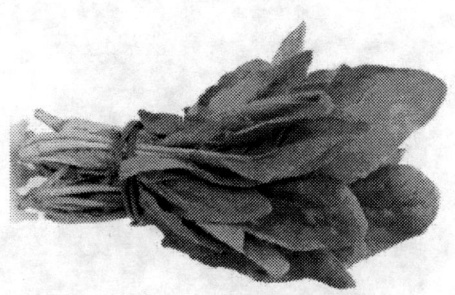

அம்மா ...அம்மா .....அழைத்தபடி வீட்டிற்குள் வந்தாள் குமுதினி.

'என்ன குமுதினி வெரைட்டி வெரைட்டியா கீரைய வெச்சிருக்க?' குமுதினியின் அம்மா கீரைகளை ஆச்சரியத்துடன் பார்த்தார்.

'பரவாயில்லை, நம் மகளிடம் தேடி கற்கும் நல்ல பண்பு உள்ளது' என்ற பெருமையுடன் சிரித்தார் அவள் அப்பா.

அம்மா நான் இன்னைக்கி நிறைய கீரைகள பத்தி பார்த்து தெரிஞ்சி கிட்டேன். இது தவிர வேற கீரைகள பத்தி நீங்க சொல்லுங்கம்மா. இன்னும் தெரிஞ்சிக்கலாம் இல்ல. ப்ளீஸ்' தாயிடம் கொஞ்சினாள் குமுதினி.

சரி பாலக்கீரைய பத்தி உனக்கு சொல்றேன். இது வடமாநிலங்களில் அதிகம் பயன்படுத்துவாங்க. இதற்குநோய் எதிர்ப்பு சக்தி அதிகம்.

நம்ம உடம்பு அதிக சூடாகும்போது, உடல் சூட்டை தணிக்க இது நல்லது. இதில் அதிக தண்ணீர் சத்தும் இருக்கு குமுதினி. அம்மா கூறிய கீரை இவ்வளவு சத்துக்கள் நிறைந்துள்ளதை உணர்ந்தாள்.

பொடுதலைக்கீரை

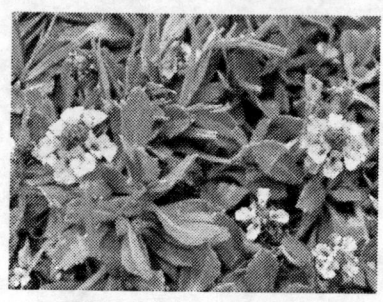

'ஓ.கே அம்மா வேற ஒரு கீரைய பத்தி சொல்லுங்க' குமுதினி தன் அம்மாவிடம் கேட்டாள்.

சற்று யோசித்துவிட்டு, சரி போன வருஷம் உனக்கு என்ன பிரச்சன வந்தது? சொல்லு பாக்கலாம்.

அம்மாவின் முகம் பார்த்த குமுதினி 'என் தலையில நிறைய பொடுகு வந்து என் கழுத்து தோல் கருப்பா மாறிடிச்சி. நீங்க கூட ஒரு எண்ணெய புதுசா செஞ்சி தலையில தடவினீங்களே அதானே' என்றாள்.

சரியா சொன்னடா தங்கம். அது பேரு பொடுதலை எண்ணெய்.

பொடுதலை கீரைய வச்சு செய்யறது. அதுமட்டுமில்ல சர்க்கரை நோயை கட்டுப்படுத்துது. வாதம், கை, கால் வீக்கம் வந்தா இந்த கீரைய சேர்த்துகிட்டா குணமாகும். புரிஞ்சுச்சா குமுதினியின் அம்மா விளக்கம் தர, குமுதினி அந்தத் தகவல்களை கவனமாக பதிய வைத்தாள்.

குமுதினிக்கு பெருமையாக இருந்தது. நாளைய வகுப்பில் நான் தான் அதிக கீரைகளைப் பற்றி சொல்லப் போகிறேன் என்ற எண்ணமே அதற்கு காரணம்.

'சரி, சரி, சாப்பிட்டு படு. நாளைக்கு பள்ளிக் கூடம் போகனும்' என்ற அம்மாவின் குரல் குமுதினியின் காதில் லேசாக விழுந்தது.

புளிச்சக்கீரை

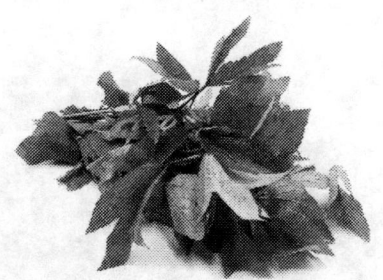

குமுதினியின் அம்மா, அப்பா, தம்பி, பாட்டி, தாத்தா என எல்லாரும் இரவு உணவிற்கு உட்கார்ந்திருந்தனர். அம்மாவின் உணவு அமிர்தம் என வீட்டில் அனைவரும் கூறுவர். ஆம் அவரின் உணவிற்கு குடும்ப உறுப்பினர்கள் அனைவரும் அடிமைதான்.

தட்டை வைத்துக்கொண்டு உணவு கேட்டான். அம்மா பரிமாறிய இறால் தொக்குவை கை விரலால் சுவை பார்த்த தம்பி, ஆகா... அற்புதமா இருக்கு, இது இது தான் தொக்கு என்றபடி மீண்டும், மீண்டும் சுவைத்தான்.

'அம்மா இது சூப்பரா இருக்குதும்மா' தம்பி சுவையில் மூழ்க, 'டேய் தம்பி, இதில் இறால் மீனும், புளிச்ச கீரையையும் சேத்து சமைச்சிருக் கேன்' அம்மா உணவின் சுவைக்கு ச்சு கொட்டிய குமுதினியின் தம்பிக்கு பதில் தந்தாள் அம்மா.

குமுதினி உடனே 'அம்மா நீங்க ஏன் அடிக்கடி இத செய்றீங்க.?' கேள்வி கேட்டு முடிப்பதற்குள் பதில் வந்தது.

'இது சிறந்த உணவு, சிறந்த மருந்து. இதில் இரும்புச்சத்து, சுண்ணாம்புச்சத்து, வைட்டமின் பி, ஈ, சியும், ஃபோலிக் அமிலம், ஆன்டி ஆக்ஸிடண்ட்கள் அதிகம் உள்ளது. ஆந்திர மாநிலத்தில் கோங்கூரா பச்சடி அதிக அளவில் பயன்படுத்துவர்' குமுதினியின் அம்மா தனக்கு தெரிந்ததைக் கூறினார்.

இயற்கை எத்தனை அற்புதமானது, சுவைகளை இலைகளில் படைத் திருக்கிறது. இலைகளில் எத்தனை விதம், எவ்வளவு சத்துக்கள் என்ற நினைப்புடன் உறங்கினாள் குமுதினி.

வல்லாரைக் கீரை

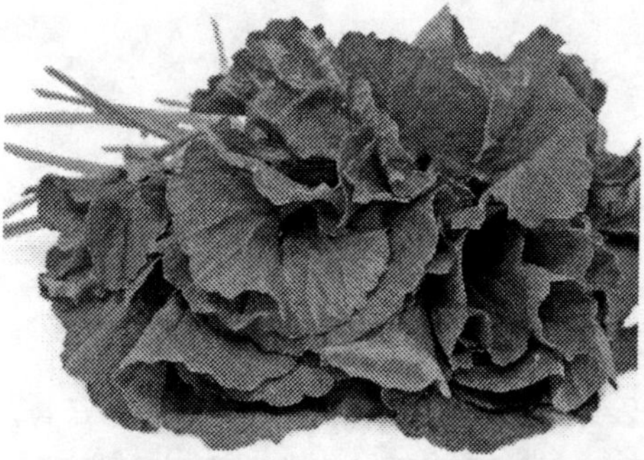

காலையில் எழுந்த குமுதினி இரவு நீர் தெளித்த கீரைகள் எல்லாம் எப்படி இருக்கிறது என்பதைப் பார்க்கச் சென்றாள். கீரைகள் எல்லாம் வாடாமல் பசுமையாக இருந்தது. ஒவ்வொரு கீரையாக பெயரையும், அதன் பயனையும் சரியாக சொல்லிப் பார்த்தாள்.

இதைப் பார்த்த குமுதினியின் தாத்தா 'இப்ப தெரியுதா நான் ஏன் அடிக்கடி சரஸ்வதி கீரைய வாங்கறேன்னு தெரியுதான்னே.' தாத்தா பேசியது புரியாமல் பாட்டியைப் பார்த்தாள் குமுதினி.

'அது ஒன்னுமில்ல நீ எல்லா கீரைங்க பேரையும் சரியா சொன்ன. அதற்கு காரணம் அவர்தானாம்மா.' பாட்டி தாத்தாவை கிண்டல் செய்தார்.

'எப்படி தாத்தா? விளக்கம் சொல்லுங்க' குமுதினி தாத்தாவின் அருகில் சென்றாள்.

'அதில்லம்மா, நீ நல்லா படிக்க உனக்கு ஞாபகசக்தி தேவ. நான் உனக்காகவே இந்த சரஸ்வதி கீரைய வாங்கி வருவேன். இந்த சரஸ்வதி கீரைய சாப்பிட்டா நல்ல ஞாபக சக்தி கெடைக்கும். இப்ப நீ எவ்வளவு ஈஸியா இத்தன கீரை பெயர்கள சொன்ன' தாத்தா பெருமிதம் கொண்டது குமுதினிக்கு சிரிப்பு வந்தது.

'சரஸ்வதி கீரை ஞாபகசக்தி தரும்?' என்ன பாட்டி சொல்றார் தாத்தா. குமுதினி பாட்டியிடம் விவரம் கேட்டாள்.

'செல்லம், அது வேற ஒன்னுமில்ல. வல்லாரைக்கீரையோட மூத்த பேரு சரஸ்வதி கீரை, யோசனைவல்லின்னு வேற பேருங்க இருக்குது. இத சொல்லிதான் உங்க தாத்தா பெருமை பேசறாரு' பாட்டியின் கூற்று குமுதினிக்கு ஆச்சரியத்தை தந்தது.

பாட்டி தொடர்ந்தார் 'ஞானரச மூலிகைன்னு சித்தர்கள் இந்த கீரைய சொல்லி இருக்காங்க. நீண்ட ஆயுள் தரும். இளமையோடு இருக்க முடியும். அதனால் தாத்தா இந்த கீரைய நம்ம வீட்டுக்கு வாங்குவாரு' பாட்டி சொன்னதை குறிப்பு எடுத்துக்கொண்டாள் குமுதினி.

புதினாக் கீரை

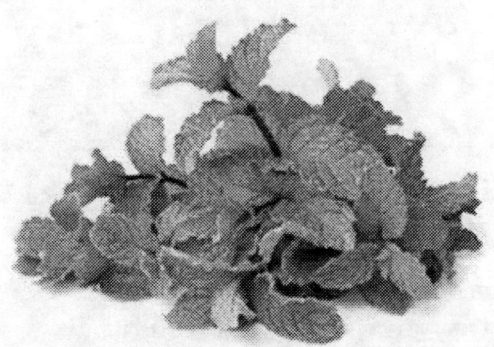

மது இது புதினா தானே? இதுவும் கீரை வகைதானே. என் அம்மா இட்டலிக்கு புதினா சட்டினி செய்வாங்க பாரு, சூப்பரா இருக்கும்பா. குமுதினி தாயின் சட்டினி பெருமையை கூற, குமுதினி புதினாக்கீரை மணம் நிறைந்த ஒரு சத்துள்ள கீரை. இதன் மணம் மனத்தை மயக்கும். இது பழங்காலக் கீரை. பௌத்த நூல்கள் இந்த கீரையோட புகழைப் பேசியிருக்குன்னா பாரு.

அதுமட்டுமில்ல கறிப் பிரியாணி, வெஜ் பிரியாணி செய்யும்போது

இந்த புதினாக் கீரைய சேர்த்து செஞ்சாங்கன்னா, அட... அட.. அதோட வாசம் நம்மை நோக்கி வரும் பாரு, மதுமிதா சொல்லும் போதே குமுதினி 'எனக்கு பிரியாணி சாப்பிடணும் மாதிரி இருக்கு, உன் வர்ணனை' மதுவை பாராட்டினாள்.

மேலும் சொல்லுறேன் கேளு. புதினா ஒரு கிருமி நாசினி. பச்சையா சாப்பிடலாம், தொடர் விக்கலுக்கு தீயா வேலை செய்யும். மஞ்சள் காமாலைக்கு மருந்து, நல்லா பசி எடுக்கும் இத சாப்பிட்டா, படபடவென தன் மனதில் இருந்ததைக் கொட்டினாள் மதுமிதா.

கோவைக்கீரை

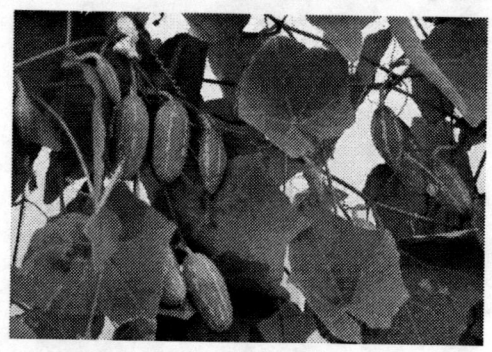

புண்ணுக்கு மருந்து பழக்கடையில் இருக்கு
சொறி சிரங்கு வந்தால் சீராய் அரைத்து போடு....

மதுமிதா உம் பாட்டு நல்லாத்தான் இருக்கு, நீ எதை பத்தி சொல்றேன்னு தான் ஒன்னும் புரியல்ல. குமுதினி பாராட்டும் கிண்டலுமாய் மதுமிதாவை பார்த்தாள்.

அட உனக்கு புரியலையா! தெளிவா பாயின்ட்டோட சொல்றேன் கேட்டுக்கோ என்றபடி ஆரம்பித்தாள் மதுமிதா.

வேலிகளில் படர்ந்து இருக்கும், கசப்புத் தன்மை கொண்டது, இந்த இலையை அரைத்து புண்கள் மீது தடவத்தடவ புண் குணமாகும்.

படை, சொறி, சிரங்கு இருந்தால் இந்த இலை ஒரு அருமருந்து.

அம்மையினால் உண்டான இரணங்களுக்கு இதை அரைத்து தடவினால் நன்கு குணமாகும். இப்ப சொல்லு எப்படி சொன்னேன் பாரு மதுமிதா பெருமை கொள்ள,

'ஓ...இத்தனை மருத்துவ குணங்கள் இருக்கும் இதை சமைக்கக் கூடாதா? மது' குமுதினியின் கேள்வி மதுமிதாவை நிற்க வைத்தது.

இது அதிகமான கசப்புத் தன்மை கொண்டதாலே பெரும்பாலும் தனியே சமைப்பதில்லே. ஆனா மூத்த கீரைகளோட சேர்த்து பருப்புடன் சேர்த்து சமைக்கலாம். மதுவின் பதில் கேட்டு இருவரும் பள்ளிக்கு நடையைத் தொடர்ந்தனர்.

நச்சுக் கொட்டை கீரை

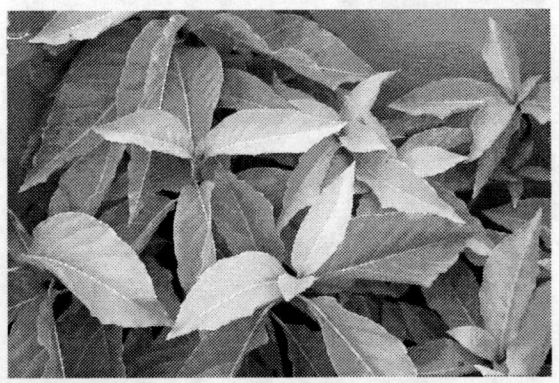

மது இந்த கீரை உங்க வீட்டு தொட்டியில இருக்கே அந்த குரோட்டன்ஸ் தானே, குமுதினி அந்த இலைகளை இரசித்தவாறே கேட்டாள்.

அட! சரியா சொல்லிட்ட. அதேதான், அதேதான். இது குரோட்டன்ஸ் மட்டுமில்ல, நல்ல சத்துக்கள் உள்ள கீரை.

இது மூட்டு வலிக்கு சிறந்த நிவாரணி, வாத நோய் வந்தவர்கள் இதை தொடர்ந்து சாப்பிட பிணி சுகமாகும்.

"என்னுடைய பாட்டிக்கு காலில் வீக்கம் வந்தபோது, இந்த கீரையை சாப்பிட்டு சரி பண்ணாங்க.

மலச்சிக்கல், இருதய நோய் உள்ளவர்கள் இந்த கீரையை பயன் படுத்தினால் கை மேல் பலன் கிடைக்கும்'' என மதுமிதா தன் அனுபவத்தைக் கூறினாள்.

அழகுக்கு வீட்டு வாசலில் இருக்கும் இந்த கீரை ஆரோக்கியத்திற்கு பயன்படுவதை அதிகம் பேர் அறிந்திருக்கவில்லை என்பது தான் உண்மை என்ற குமுதினியின் பேச்சுக்கு,

நூறு சதவீதம் சரியா சொன்ன கைத்தட்டலுடன் இருவரும் வகுப்பறைக்குள் நுழைந்தனர்.

குப்பைமேனிக்கீரை

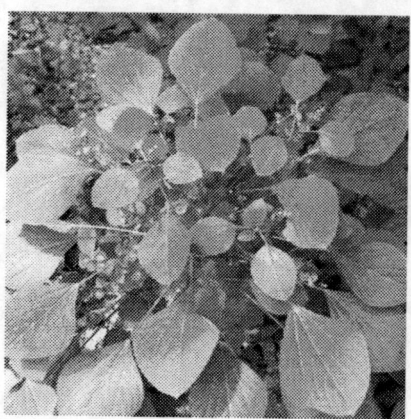

இயற்கை தந்த மூலிகைகள் நோய் தீர்க்கும் மருந்துகளாக, 'உணவே மருந்து', 'மருந்தே உணவு' என நமக்காக உள்ளதை நாம் உணர மறந்து விட்டோம்.

நாளும் ஒரு கீரை உணவுடன் எடுத்துக் கொள்ள நோயின் தாக்கம் நம்மிடம் வராமல் தடுக்க முடியும்.

குமுதினி, மதுமிதாவின் வகுப்புத் தோழன் பூவண்ணன் கைகளில் இரண்டு வகை கீரைகள் இருந்தது.

'பூவண்ணா இது குப்பைமேனிக் கீரை தானே, ஐயோ... நாங்க வந்த வழியில் கூட இருக்கு. பேசிகிட்டே வந்ததால இத கவனிக்கவே இல்லடா' மதுமிதா வருத்தத்துடன் பூவண்ணன் கையில் இருந்த குப்பைமேனிக் கீரையை வாங்கி,

'இத பத்தி நீ சொல்லுவியா? சொல்லு பாக்கலாம்' மதுமிதா பூவண்ணனை சீண்டினாள்.

'ஓ....தாராளமா.. சொல்லட்டுமா..'

பெயர்தான் குப்பை மேனி. ஆனால் செயலோ அற்புதம். மேனி என்றால் தேகம், உடல். இது நம் தோலில் ஏற்படும் சரும நோய் களுக்கு ஒரு வரப்பிரசாதம்.

இதற்கு அரிமஞ்சரி, பூனைவணங்கி, குப்பின்னு வேறவேற பேரும் இருக்கு. கபத்திற்கும், சொறி, சிரங்குக்கும் சிறந்த மூலிகை இது.

இதன் வேர் தைலமாக வாத நோய்க்கும் பயன்படுத்துதல் வழக்கம்.

இது போதுமா? இன்னும் கொஞ்சம் வேணுமா....

பூவண்ணன் குப்பையில் வரும் இந்த குப்பைமேனியைப் பற்றி கூறியது தோழிகள் இருவருக்கும் ஆச்சரியமாக இருந்த்து.

பூவண்ணன் ஒரு குட்டி நடனம், எட்டிப் போட்டான்.

நாயுருவிக் கீரை

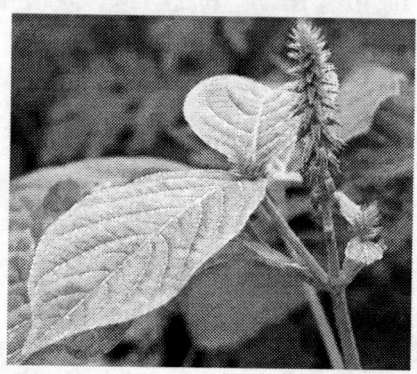

சரி நா ஒரு விடுகதை சொல்லுவேன், நீங்க பதில் சொல்லனும். பாக்கலாமா? பூவண்ணன் விடுகதை பாட ஆரம்பித்தான்.

இரு இரு இது கீரையை பத்தி தானே இருக்கும் மதுமிதா கேட்க, ஆம், ஆம் என்றவாறு தலையை ஆட்டினான் பூவண்ணன்.

ஆடு மாடு உடம்பிலே ஒட்டி ஒட்டி இடம் மாறும்
வீட்டுத் தோழன் பெயரிலே வீதி எங்கும் காணலாம்

கண்டுபிடிங்க நீங்க கண்டுபிடிங்க பூவண்ணன் பாட்டாய் படித்தான்.

சற்று யோசித்த குமுதினி 'நாயுருவி' என்றாளே பார்க்கலாம்.

'ஏய், உனக்கும் மூளை இருக்கு ஒத்துக்குறேன்' என்ற பூவண்ணனை முறைத்தாள்.

நாயுருவி நீர் பாயும் இடத்தில் எல்லாம் முளைக்கும், ஆடு, மாடு களுக்கு நல்ல தீவனம். இதில் வெள்ளை, கருப்பு என இரு வகை உண்டு. அரிசிய அடுக்கி வச்ச மாதிரியா இருக்கும்.

இதன் கீரை, காய், தண்டு, வேரும் மருந்தாகுது. மூலநோய்க்கு இது சர்வ நிவாரணி.

இருமல், வயிற்று வலியும் போக்கும். தேள் கடிச்சா இந்த கீரைச் சாற தருவாங்க. இதுக்கு மேல என்ன சொல்ல. எனக்கு தெரிந்ததை? சொல்லிட்டேன் என்றபோது பள்ளி பிரார்த்தனை கூட்டத்திற்கு மணிச் சத்தம் கேட்க அனைவரும் வரிசைக்கு வந்தனர்.

சக்கரவர்த்திக் கீரை

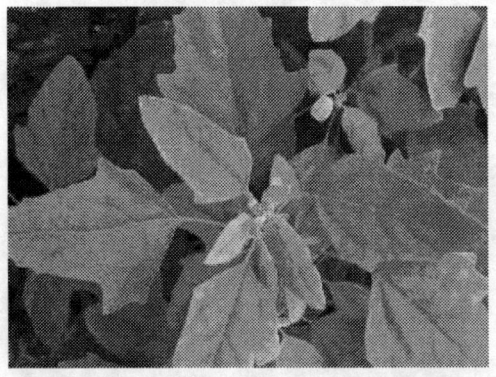

பள்ளியில் இரண்டாவது பாட வேளை, சுற்றுச் சூழலியல் ஆசிரியர் வகுப்புக்குள் வந்தார். எல்லா மாணவர்கள் கைகளிலும் விதவிதமான கீரைகள். ஆசிரியர் கையிலும் சில கீரைகள் இருந்தன.

'இயற்கை நமக்கு அளித்துள்ள மூலிகைகளை முறையாகப் பயன் படுத்தத் தெரிந்தால் போதும் என்று மேல்நாட்டு மருத்துவர்கள் கைவிட்ட பல நோய்கள் கூடத்தீரும்' என காந்தியடிகள் கூறியதைக் கூறி ஆரம்பித்தார்.

முதலில் என்னிடமுள்ள கீரைகளைப் பற்றி நான் சொல்கிறேன். பிறகு ஒவ்வொருவரும் தம் கீரைகளைப் பற்றி கூறலாம் எனத் தொடர்ந்தார்.

இந்த கீரையின் பெயர் சக்கரவர்த்தி கீரை. இது எல்லா கீரைகளையும் விட சிறந்தது என்பதால் இப்பெயர் பெற்றது என நினைக்கிறேன்.

இதற்கு கண்ணாடிக் கீரை, சக்கோலி, சில்லி என வேறு பெயர்களும் உண்டு. உடலுக்கு குளிர்ச்சி தந்து காக்கும். உடல் வன்மைக்கும் இது சிறந்தது. வயிற்றுப் போக்கு நோய்களுக்கு கண்கண்ட மருந்து.

ருசி மிக்கது. தங்கச்சத்தும், இரும்புச் சத்தும் உள்ளது. நீர்ச்சத்து, புரதச்சத்து, கொழுப்புச்சத்து, தாது உப்புக்கள், நார்ச்சத்து, மாவுப் பொருள் என நீண்ட வல்லமை தரக்கூடியது.

சக்கரவர்த்தி எப்படி எனக் கேட்ட ஆசிரியருக்கு 'டபுள் சூப்பர் டீச்சர்' என கைத்தட்டல் ஒலித்தது.

கீழா நெல்லிக்கீரை

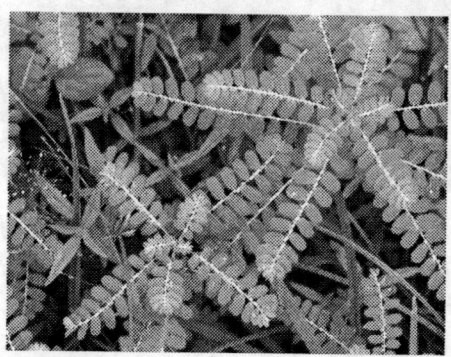

கீழாநெல்லிக்கு, நெல்லி, பஷி பத்ரம், கீழ்வாய் நெல்லின்னு பல பெயர்கள் உள்ளது.

சித்த மருத்துவர்கள் நீண்ட காலம் கீழாநெல்லித் தைலம் காய்ச்சு வதற்கும், தங்க பஸ்பம், செந்தூரங்கள் செய்வதற்கும் இந்த கீரையை பயன்படுத்தி உள்ளனர்.

இலையை அரைத்து பசும்பாலில் கலந்து குடிக்க வேண்டும். மஞ்சள் காமாலை நோய்க்கு ஆகச்சிறந்த மருந்தாகும்.

ஆமலகை வான் எதிகமளை யோடுகுறை
யாமலகை யுண்ணோ யனலெங்கே

என்ன ஒன்னும் புரியலல. இதன் பொருள், பல நோய்கள் வந்து உடல் மெலிந்து வெளுத்திருந்தால் கீழாநெல்லியை அரைத்து நல்ல பசுந்தயிரில் கலந்து நாளும் கற்ப முறையின்படி உண்ண மேக வெட்டை நோய்கள் குணமாகும்.

இதன் தண்டுகள் காச நோய்க்கு மருந்து.

ஆபரேஷன் இல்லாமல் சுகப்பிரசவம் நடக்க நாயுருவி வேர், கீழா நெல்லி வேர் இரண்டையும் வலது கால் பெருவிரலில் கட்டினால் சுகப் பிரசவம் நடக்கும். எப்படி இதன் மகத்துவம் என்று ஆசிரியர் கேட்க...

அம்மாடி இவ்வளவு சிறப்பு கொண்டது இந்த இலை, தோட்டத் திலும், வரப்புகளிலும் இருக்கும் இந்த கீரையை நாம் களை என எடுத்து தூர வீசி விடுகிறோமே. எவ்வளவு பெரிய தவறு செய்கிறோம். இனி இது மாறும் என்று உணர்ச்சி வசப்பட்டு கூறிய கீதாவிற்கும் ஆசிரியருக்கும் பாராட்டுக்கள் கைத்தட்டல்களாயின.

ஆடாதொடை

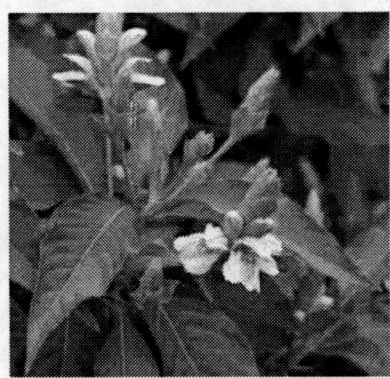

குமுதினி 'இத்தனை கீரைகளைப் பற்றி நம்மை அறிய வைத்த நம் ஆசிரியருக்கு பெரிய மாலைதான் போடனும்' என்று கூறி நகைத்தாள்.

சூப்பர் குமுதினி. மாலை என்றதும் நினைவிற்கு வருவது எது? ஆசிரியரின் கேள்வி உற்சாகமாய் வந்தது.

ரோஜா, சம்பங்கி... பதில் இன்னும் தேவை, இந்த வகுப்பிற்கு சம்மந்தமானது. ஆசிரியர் பீடிகை பலமாக்க ...

வேல்விழி ஆடாதொடை இலை டீச்சர் என்று கத்தினாள்.

சரியான விடை சொன்ன மகிழ்வில் சபாஷ் வேல்விழி உன் அப்பா பூ தொடுப்பவர் தானே, அந்த இலை பற்றி நீயே சொல்லேன். ஆசிரியர் வேல்விழிக்கு பேச அழைப்பு தந்தார்.

'ஆடாதொடையைத் தின்றால் பாடாத ராகம் பாடலாம்' என்பது பழமொழி. வேல்விழியின் முப்புரைக்கு கைத்தட்டல் பக்கத்து வகுப்பறை மாணவர்களை எட்டிப் பார்க்கச் செய்தது.

ஆசிரியர் மாணவர்களை அமைதிபடுத்த வேல்விழி மீண்டும் தொடர்ந்தாள்.

தொண்டை கட்டு ஏற்படாமல் பாதுகாக்கும். குரலுக்கு இனிமை சேர்க்கும். ஜலதோஷம், இருமல், தும்மல், ஈஸ்னோபீலியா கபம், ஆஸ்துமா, வாத பித்த கோளாறுகளுக்கு ஆடாதொடையை மூலிகையாக பயன்படுத்துவர்.

காலம் காலமாக நமது முன்னோர்கள் பயன்படுத்தி வந்த சிறந்த மூலிகைகளுள் ஆடாதொடையும் ஒன்று.

உச்சி முதல் உள்ளங்கால் வரை வலிகளை போக்கி விடும். என் அப்பா இந்த இலைகளைப் பற்றி கூறியபோது நான் கேட்டிருக் கிறேன். அதை உங்களிடம் பகிர்ந்து கொண்டேன் நன்றி என்று கூறி விட்டு அமர்ந்தாள் வேல்விழி.

திருநீற்றுப் பச்சை இலை

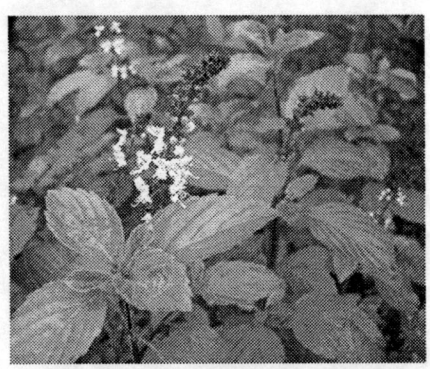

திருநீற்றுப்பச்சை என்ற குரல் மாணவரின் நடுவில் ஒலிக்க, ஆசிரியர் யார் அது? நீயும் சொல்லலாம் என்றார்.

நான் ஆரன் டீச்சர். குரல் வந்த பக்கம் ஆரன் எழுந்து நின்றான்.

குட் குட் ஆரன். சொல்லு ஆசிரியர் கைதட்டி உற்சாகமூட்ட ஆரன் தொடர்ந்தான்.

இதன் இலையைக் கிள்ளி முகர்ந்தால் கார மணமும், ஒருவித நெடியும், விறுவிறுப்பான மணமும் வீசும். இதன் விதையை சப்ஜா விதைன்னு சொல்வாங்க. தற்போது எல்லா கடைகளிலும் கிடைக்கும்.

இந்த இலை அறிவு வளர, கப வாந்திக்கும் இது பயன்படும். வாந்தி நிற்கவும், இதில் தைலம் செய்து, கணுக்கால், முழங்கால், முதுகு வலிகளுக்கு தடவினால் குணமாகும்.

சப்ஜா விதைகள் குளிர்ச்சித் தன்மை தரும், அதனால் சர்பத்தில் சேர்த்து தருவார்கள். இதை நாம வீட்டில் கூட தயார் செய்யலாம்.

ஆரன் சொல்லி முடித்ததும் ஆசிரியர் கைத்தட்ட மாணவர்களும் கை தட்டி ஆரனை உற்சாகமூட்டினர்.

அம்மான் பச்சரிசி இலை

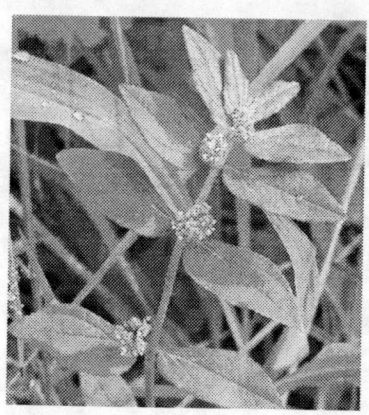

டீச்சர் தண்ணி மணிமாறன் கேட்க. அவனுக்கு தொடர் விக்கல் வந்து கொண்டே இருந்தது. மணிமாறா நீ அம்மான்பச்சரிசி இலையை சாப்பிடு என பாலு கிண்டல் அடிக்க, ஆசிரியர் மணிமாறனை தண்ணீர் குடிக்க அனுப்பி வைத்தார்.

பாலு அம்மான்பச்சரிசி இலையைப் பற்றி உனக்கு தெரியும்போல, அதபத்தி சொல்லுவியாம், சரியா குமுதினி கேட்க பாலு சொல்ல ஆரம்பித்தான்.

அம்மான்பச்சரிசி இலையை அரைத்து பசு வெண்ணெயுடன் சேர்த்து சாப்பிட ஓயாத விக்கல் ஓயும். சிலர் முகத்தில் அதிகமாக வேர்வை வருவதும், அம்மைத் தழும்புகளும் நீங்க இது ஒரு நிவாரணம்.

இங்கு சிறு அம்மான் பச்சரிசி, பெரும் அம்மான் பச்சரிசி என இரு வகை உண்டு. இது கீரை வகை. இலையைக் கிள்ளினால் பால் வரும். அப்பால் மருக்களில் தடவ மருக்கள் மறையும்.

முக்கியமாக கை, காலில் முள் தைத்துவிட்டால், முள் உடைந்து சதையினுள் மாட்டி வலிக்கும்போது முள் குத்திய இடத்தை சிறிது கீறி களைந்து இதன் பாலை விட்டால் உடைந்த முள் வெளிவரும்.

கீரை கிடைக்கும் காலங்களில், கீரையை சமைத்து உண்ணல் நலம் பயக்கும். பாலுவின் விளக்கம் விக்கலையே துரத்தியது. அனைவரும் மகிழ்ந்தனர்.